中国医疗保健国际交流促进会肺癌防治分会　学术支持

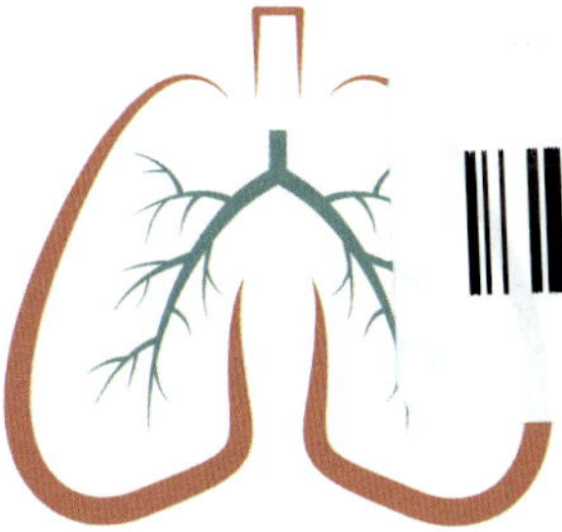

百肺待兴

给每个人的胸科疾病科普书

组织编写

首都医科大学宣武医院胸外科

主　编

张　毅　刘宝东

科学普及出版社

·北　京·

图书在版编目（CIP）数据

百肺待兴：给每个人的胸科疾病科普书 / 张毅，刘宝东主编．— 北京：科学普及出版社，2024.12

ISBN 978-7-110-10732-4

Ⅰ．①百… Ⅱ．①张… ②刘… Ⅲ．①胸腔疾病—防治—普及读物 Ⅳ．① R561-49

中国国家版本馆 CIP 数据核字 (2024) 第 072027 号

策划编辑	宗俊琳　王　微
责任编辑	孙　超
文字编辑	李琳珂　张　龙
装帧设计	佳木水轩
责任印制	徐　飞

出　　版	科学普及出版社
发　　行	中国科学技术出版社有限公司
地　　址	北京市海淀区中关村南大街 16 号
邮　　编	100081
发行电话	010-62173865
传　　真	010-62179148
网　　址	http://www.cspbooks.com.cn

开　　本	880mm × 1230mm　1/32
字　　数	138 千字
印　　张	8.25
版　　次	2024 年 12 月第 1 版
印　　次	2024 年 12 月第 1 次印刷
印　　刷	北京盛通印刷股份有限公司
书　　号	ISBN 978-7-110-10732-4/R · 926
定　　价	68.00 元

编者名单

组织编写　首都医科大学宣武医院胸外科

主　　编　张　毅　刘宝东

编　　者（以姓氏汉语拼音为序）

陈怡东　丛　舒　鄂佳宁　方利文　郭　鹏
李素静　李小雪　李元博　刘　锦　刘　磊
刘珊丹　刘幸生　刘雪琪　农靖颖　钱　坤
强　莹　苏　雷　谭晓刚　田笑如　王　晴
王若天　王腾腾　魏博华　吴雅涵　徐建堃
姚舒洋　张静涛　张培龙　赵　昕　赵明霄

绘　　图　陈　曦

内容提要

什么是肺结节？吸烟会导致肺结节吗？胸部 CT 应该怎么做，每年都要做一次吗？什么是肿瘤标志物，如果确诊了肺癌，如何看懂报告？基因筛查，对于肺癌诊断有哪些技术优势？肺癌的外科治疗和内科治疗，在国际上都有哪些先进的治疗手段？关于手术后康复期的吃喝锻炼，我们能做什么？

本书由首都医科大学宣武医院胸外科专家张毅教授及其团队共同编写，语言简洁精练，插图简约温馨。全书包括筛查、诊断、外科治疗、综合治疗、康复五篇，系统介绍了肺结节、肺癌等常见胸部疾病的相关知识，有助于读者全面认识肺结节与肺癌，了解防治和诊疗新技术、新方法、新规范，更快更科学地选择合适的诊疗方法，提高生活质量。本书既是写给大众的胸科疾病科普书，也是送给基层医护人员的口袋宝典。

前言

据我国 2020 年最新数据统计，新发肺癌 82 万例，其中死亡 71 万例，在各种癌症死亡率中高居榜首。从 2020 年 2 月至 2021 年 9 月，首都医科大学宣武医院因新型冠状病毒感染筛查胸部 CT 共计 12 万例，发现各种肺结节 6.5 万例，占 55%。

笔者从事胸外科工作三十余年，对肺癌和肺结节的早期诊断、微创外科治疗、综合治疗及患者管理的研究最多。在工作中不难发现，患者对肺结节如何处理的关注较多，甚至已成为人们普遍关注的社会问题。肺结节是不是肺癌？需要随访多长时间？什么时候需要干预切除？术后如何康复？如果是肺癌，是否需要后续治疗？肺癌的靶向治疗和免疫治疗是怎么回事？

COVID-19 大流行期间，患者家属不能陪床也不便探视，医生跟家属的交流缺乏有效渠道。后来通过与智能科技公司合作，我院应用了智能全病程诊后管理系统，以帮助家属与医生进行交流。此外，该系统还会定期推送由医护人员撰写的科普小文章，对普通民众关心的健康问题进行解答。

本书就是在这样的背景下整理完成的，其中收录的科普小文章都是临床医护人员原创的。全书共五篇，每一篇都有一个相对独立的主题，希望对关爱肺部健康的各位读者有所帮助。

首都医科大学宣武医院胸外科主任
首都医科大学胸外科学系主任

目录

筛查篇

诊断篇

外科治疗篇

综合治疗篇

康复篇

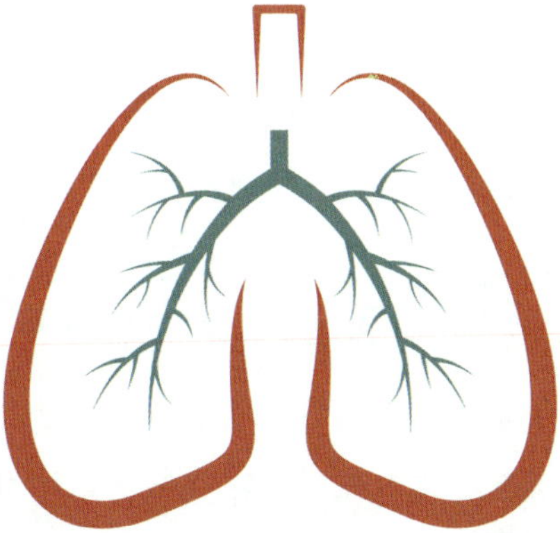

筛查篇

什么是肺结节

2020 年，我国肺癌新发 82 万例，占所有癌症发生率的 17.9%，死亡 71 万例，占 23.8%。2020 年，英国《柳叶刀》杂志发表了 2000—2014 年全球癌症生存趋势监测研究报告，即第三轮全球癌症生存分析（CONCORD-3）：我国肺癌的 5 年生存率为 19.8%，与 1995—1999 年相比，2000—2014 年的生存率上升超过了 10%。提高肺癌 5 年生存率最有效的方法仍是早筛、早诊和早治。据统计，胸部 CT 筛查的高危人群中约 20% 可以发现肺结节，但是其中 95% 以上的人是良性结节，而肺癌不到 5%。尽管如此，人工智能（AI）辅助 CT 报告上的肺结节诊断还是给很多人带来了恐慌。因此，我们建议广大患者在面对肺结节时应该采取科学的态度并及时就诊。

一、什么是肺结节，什么是肺磨玻璃结节

肺结节在 CT 上表现为直径≤3cm 的局灶性、类圆形、不透明的且周围被含气肺组织包绕的肺部阴影，不伴肺不张、肺门淋巴结肿大和胸腔积液。直径＜1cm 的称为小结节（亚厘米结节），直径＜5mm 的称为微小结节，直径＞3cm 的称为肿块。

肺磨玻璃结节（GGN）在高分辨率 CT 上表现为密度轻度增加，呈云雾状密度阴影，但其内支气管及血管纹理仍可显示，可见于各种炎症、水肿、纤维化及肿瘤等病变。肺磨玻璃结节根据结节内部均匀程度分为纯磨玻璃结节（pGGN）和混合性磨玻璃结节（mGGN）。

二、新发现的肺结节是否需要抗炎

新发现的肺结节存在吸收消散、假性收缩、稳定增长三种形式，因此一般需要 3 个月的随访期，然后根据结节大小选择不同的随诊间隔。做一次胸部 CT 的辐射剂量为 5～8mSv，美国医学物理师协会认为正常成人辐射剂量在单次 50mSv 或多次 100mSv 以下是安全的。由于多数人具有正常的免疫系统，所以新发现的肺结节无须口服抗生素或中药进行治疗。

三、哪些肺结节可能发生癌变，哪些无须担心

肺结节是否会发生癌变，要考虑如下因素：①大小，一般以 8mm 作为警戒线。②密度，混合型磨玻璃结节的概率更高。③肿瘤倍增时间，10%～25% 的纯磨玻璃结节会增大或实性成分增加，容积倍增时间为 600～900 天；40% 的混合性磨玻璃结节会增大或实性成分增加，容积倍增时间为 300～450 天。

此外，还有哪些肺结节不必担心呢？包括以下几类：①短期内明显长大或缩小的结节；②随访超过3年没有变化的实性结节和5年没有变化的磨玻璃结节；③完全钙化的结节；④有卫星灶的结节。

四、哪些检查是诊断肺结节必需的

诊断肺结节要做哪些检查，可参考下列建议。

PET-CT对纯磨玻璃结节的诊断价值不大；对>8mm的实性结节或实性成分>5mm的混合性磨玻璃结节有诊断价值，建议在活检或手术前4周内行PET-CT检查。

强化CT对纯磨玻璃结节的诊断价值不大；对8～10mm的实性结节或实性成分>5mm的混合性磨玻璃结节有诊断价值，建议在活检或手术前4周内行强化CT检查。

纯磨玻璃结节病变一般不必做骨扫描、头颅MRI和腹部超声等检查。对肺磨玻璃结节病变，术前支气管镜检查的作用有限。

对于最大径>10mm的纯磨玻璃结节、最大径>8mm的实性结节或实性成分>5mm的混合性磨玻璃结节的患者来说，如果患者进行非手术治疗，推荐在治疗前行穿刺活检；如果患者能手术则不推荐穿刺活检。此外，对于术中病理诊断困难，以及需要直接行肺叶、复合肺叶或全肺切除的患者则推荐穿刺活检。

五、哪些肺结节需要处理

肺结节是否需要处理要考虑以下几种因素。

1. 个体因素：年龄 35—75 岁、既往有恶性肿瘤病史、肺癌家族史、长期吸烟史（烟龄＞30 年或戒烟年限＜15 年）、特殊职业接触史（石棉）、长期生活在烟草烟雾环境等高风险人群。

2. 肿瘤因素：①纯磨玻璃结节＞10mm 且持续存在；混合性磨玻璃结节＞8mm，实性成分＞5mm 且持续存在；实性结节＞8mm，高度怀疑恶性。②动态随访后稳定或快速增长（长径、实性成分新发或增长 2mm）。③恶性征象：分叶、毛刺、胸膜凹陷和部分实性。④位于肺外 1/3 的纯磨玻璃结节可以楔形切除，位于肺中 1/3 的混合性磨玻璃结节可以肺段切除，位于肺内 1/3 的实性结节可以肺叶切除。

3. 心理因素：焦虑等。

六、哪些肺结节要慎重选择手术，术后是否需要辅助治疗

下列情况的肺结节要慎重选择手术：①未动态随访；

②位于肺实质内，需要肺叶切除；③高龄，一般状况差。

至于术后是否需要辅助治疗，要考虑以下几点：①即便是经过严格的随访、检查、鉴别和术前讨论，切除的肺结节中仍然有 20%～30% 是良性的或癌前病变，只需随访即可。② ⅠA 期非小细胞肺癌：手术完全切除病灶后，不需要辅助治疗，定期随访即可。③ ⅠB 期非小细胞肺癌。手术完全切除病灶后，没有高危因素，不需要辅助治疗，定期随访即可。高危因素包括低分化肿瘤（包括神经内分泌肿瘤但不包括分化良好的神经内分泌肿瘤）、脉管侵犯、脏胸膜侵犯、气腔内播散（STAS）、楔形切除及淋巴结状态未知。若表皮生长因子受体（EGFR）突变阳性，考虑凯美纳（CORIN 研究）或奥希替尼（ADAURA 研究）辅助治疗；EGFR 突变阴性者可考虑化疗。

七、肺多发磨玻璃结节怎么处理

肺多发磨玻璃结节约占肺磨玻璃结节的 30%，结节间驱动基因不一致率在 80% 以上，说明有同时性多原发性肺癌的可能。主要病灶选择手术切除或消融，同侧的多发磨玻璃结节尽量通过单次手术切除。手术方案的选择应基于肿瘤直径、位置、CT 表现、患者体力评分和心肺功能等，在肿瘤根治的前提下尽可能多保留肺实质；

术前定位可帮助术者确定多发磨玻璃结节的具体位置，减小手术切除范围。多发磨玻璃结节几乎都是多原发性早期肺癌，针对残留的次要病灶随访观察即可，不推荐化疗和免疫治疗；如果能除外气腔内播散，靶向治疗作用有限。

（刘宝东）

空气污染是否会导致肺癌

一、一些真实的数据

1997 年，美国环境保护署（Environmental Protection Agency，EPA）采用环境空气质量 PM2.5 的新标准。PM2.5 是指大气中直径≤2.5μm 的颗粒物，其直径还不到人头发丝的 1/20。如果我们吸进了 PM2.5，它首先会进入肺泡，再通过肺泡壁进入毛细血管，进而进入整个循环系统。

1982—1998 年，美国癌症协会（American Cancer Society，ACS）在一项多达 50 万人的队列研究中发现，PM2.5 年均浓度每升高 10μg/m^3，人群肺癌死亡率将上升 8%（RR=1.08，95%CI 1.01～1.16）。

2002 年 ACS 的随访研究结果显示，PM2.5 污染水平和心肺功能的风险升高、肺癌死亡率之间关系密切。肺癌死亡率的相对风险与 PM2.5 浓度变化 10μg/m^3 之间的关系，已由 1979—1983 年的 8%，升高到了 1999—2000 年的 13%。

2007 年，Nawrot 等学者使用了欧洲 15 个国家的数据，报道了 PM2.5 和男性肺癌死亡率之间的关联性。男性死亡率按年龄和吸烟率标化，当 PM2.5 每增加 5μg/m^3 及以上时，患肺癌的风险增加了 17.7%。

二、空气污染与肺癌的关系

2013 年，一个欧洲财团研究报道了欧洲 17 个国家的人群肺癌发病率和空气污染的关系，研究指出暴露在空气污染的颗粒物污染和肺癌发病相关，特别是肺腺癌。

2013 年，《美国国家科学院院刊》发表的一项研究认为，我国北方数十年来烧煤引起的严重空气污染导致人均预期寿命比南方减少至少 5 年。研究报告由中国、美国和以色列的学者共同完成。当空气中 PM2.5 的浓度长期高于 10μg/m^3，就会导致死亡风险上升。浓度每增加 10μg/m^3，总死亡风险上升 4%，心肺疾病的死亡风险上升 6%，肺癌的死亡风险上升 8%。

2013年，WHO/IARC强调：有充分的证据表明，大气污染会引发肺癌，致癌级别与吸烟、吃发霉食物、遭受紫外线辐射、吸入甲醛等同为一级致癌物。此外，流行病学调查发现，城市大气颗粒物中含有的多环芳烃等致癌物与居民肺癌的发病率和死亡率相关。

三、电子烟：一种新的空气污染源

近年来电子烟在全球市场成倍增长，尤其在青少年的使用率显著上升，在波兰青少年的使用率甚至高达62%。这类产品不仅有害，而且还会使原本不吸烟的青少年成为新的吸烟者。

电子烟是一种通过加热特制溶液产生气雾供使用者吸用的产品。使用电子烟产生的气溶胶通常含有有毒物质和污染物，可以导致人体发生一系列的病变。

研究表明，电子烟加热溶液产生的二手气溶胶（电子烟的二手烟）是一种新的空气污染源，其中包括颗粒物质（细颗粒和超细颗粒）、1，2-丙二醇、挥发性有机化合物、重金属和尼古丁。对比无烟的清新空气，二手气溶胶的PM1.0高14～40倍，PM2.5高6～86倍，尼古丁含量高10～115倍，乙醛含量高2～8倍，甲醛含量高20%，产生的某些金属（如镍和铬），甚至高于传统卷烟产生的“二手烟”。

所以，WHO 建议所有禁烟的公共场所，应该也同时禁止电子烟。

（刘宝东）

吸烟是否会引起肺癌

据《中国吸烟危害健康报告 2020》显示，我国吸烟人数超过 3 亿，15 岁及以上人群吸烟率为 26.6%，其中男性吸烟率高达 50.5%。烟草每年使我国 100 多万人失去生命，如不采取有效行动，预计到 2030 年将增至每年 200 万人，到 2050 年将增至每年 300 万人。

一、烟草中的致癌物质

研究表明，烟草中含有 2500 多种成分。烟草中的致癌物质包括以下几种。

- 烟草在燃烧过程中局部温度高达 900～1000℃，产生一系列的热分解和热合成反应，烟雾中含有 7000 多种化学成分，其中至少 69 种为致癌物质。
- 烟草本身含有肼、砷、镉、铬、镍、钚、铅、汞、钴、锑、铊等无机致癌物质。
- 在生产、加工、运输过程中产生的亚硝胺类化合物。

- 烟草烟雾中的一氧化碳、一氧化氮、氨、硫化氢、氰化氢、甲醛、丙烯醛本身并不直接致癌，但可以损伤支气管黏膜纤毛的清除能力，降低机体的免疫力，增加癌变的易感性。此外，烟草烟雾中的烟碱（尼古丁）并非致癌物，而是导致成瘾的物质。
- 环境烟草烟雾（ETS），俗称“二手烟”，由侧流烟和吸烟者呼出的部分主流烟组成。主流烟燃烧温度高达 900～1000℃，富氧、多蒸馏、偏酸性。侧流烟燃烧温度为 600℃，乏氧、多还原、偏碱性，较主流烟含有更高水平的致癌物质。因此，“二手烟”危害更大。

二、吸烟与肺癌高度相关

1939 年，米勒首先提出肺癌和重度吸烟之间有密切关系。20 世纪 40 年代，随着烟草消费量的明显增长，肺癌的病例也逐渐增多。目前吸烟与 30% 的癌症有关，87% 的肺癌与吸烟（包括被动吸烟）有关，长期吸烟者发生肺癌的风险是非吸烟者的 10～30 倍，重度吸烟者累计发生肺癌的风险高达 30%，而非吸烟者则＜1%。肺癌的发生与吸烟量、吸烟深度、吸烟初始年龄、烟龄、烟草中焦油和烟碱的含量及是否应用过滤器等因素有关。

开始吸烟到肺癌发生的潜伏期需要15～50年，欧美国家报道吸烟者肺癌的发病率大多是非吸烟者的10倍以上，而亚洲一般是2～5倍。

吸纸烟的危害性大于吸烟斗及雪茄，吸无滤嘴纸烟的危害性大于吸有滤嘴纸烟。全世界并没有因为低焦油烟的推广使用而降低肺癌的发病和死亡。调查显示，1950年美国滤嘴纸烟在市场份额中仅占1%，1964年为64%，1986年为95%，目前达到98%。分析认为，近几十年来美国肺腺癌发病率的上升很可能与大量滤嘴纸烟、低焦油香烟的消费增长及香烟的亚硝胺水平升高相关。这些工艺的改进可以让烟民把烟雾吸到肺的周边，使肺腺癌的发病率升高。

美国癌症协会对25个州的队列研究表明，开始吸烟年龄分别为<15岁、15—19岁、20—24岁和>25岁，患肺癌的相对危险度依次为15.10、12.81、9.72和3.21，15岁前开始吸烟者较25岁以后吸烟者患肺癌的危险性增加4倍。

吸烟与肺癌之间存在着明显的剂量效应关系，Doll对英国医生的肺癌队列研究结果表明，每天吸烟5～14支、15～24支和25～49支者，其罹患肺癌的风险比分别为7.5、9.5和16.6。每日吸烟25支及以上，肺癌发病率为227/10万，15～24支为139/10万，1～14支为 75/10 万。

在吸烟量固定情况下，吸烟年限分别为 15 年、30 年、45 年时，肺癌超额发病率之比约为 1：20：100。

女性吸烟者患肺癌的风险是男性的 1.9 倍。

三、被动吸烟，也是吸烟

不吸烟者每日被动吸烟 15 分钟以上者定义为被动吸烟。被动吸烟既吸入主流烟，也吸入侧流烟。被动吸烟者虽然主要是吸入侧流烟，但主动吸烟者吸入的主流烟在体内被吸收的仅占 70%，还有 30% 又呼出体外，也混入侧流烟中。

（刘宝东）

肺炎后咳嗽是否就要拍 CT

2022 年末，新型冠状病毒感染患者激增，门诊绝大部分患者直接要求拍胸部 CT，理由十分简单，新型冠状病毒感染后持续咳嗽，害怕“白肺”。

作为医生，我们非常理解患者的心情，但绝大部分患者无非是过度的紧张和焦虑，特别是年轻患者，这要归功于互联网上铺天盖地的“专家”意见、患者“心得”，以及亲戚之间散播的小道消息。

那么，我们下面说说，为什么肺炎后会一直咳嗽？

肺炎病毒感染后，因为患者个体差异，症状表现不尽相同，咳嗽作为一个普遍症状一般有以下原因（图 1）。

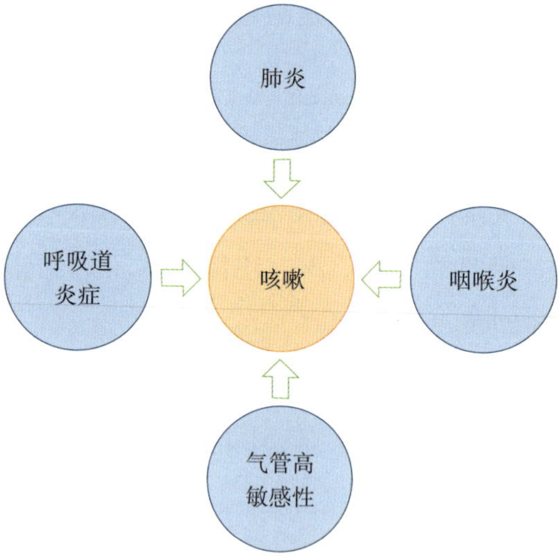

图 1　咳嗽的相关因素

一、呼吸道感染

新型冠状病毒感染后有可能会诱发细菌感染，从而引起气管炎、气道内分泌物增多，进而导致咳嗽、咳痰。这一类咳嗽可以在医生的指导下口服止咳、化痰的药物，如伴有黄痰也可以加用一些抗生素。

二、气管高敏感性

新型冠状病毒感染之后，会对气管及肺组织黏膜产生损伤，病毒被清除以后，支气管黏膜损伤一时不能完全修复，所以会导致气管敏感性升高，常因外界冷空气、气流加快等刺激引起干咳。对于这一类咳嗽可以通过雾化吸入的方式缓解，如使用特布他林、异丙托溴铵进行雾化吸入，均有不错的效果。

三、咽喉炎

若病毒或细菌入侵咽喉黏膜，通常会引起咽喉黏膜充血、水肿，同时也可能产生分泌物，进而刺激咽喉部组织，引起患者咳嗽，这也导致新型冠状病毒感染后咳嗽。

四、肺炎

不同程度的肺部炎症也会刺激产生咳嗽。按《新型冠状病毒肺炎诊疗方案（试行第九版）》，临床将其分为轻型、普通型、重型和危重型，轻型患者没有肺部表现，普通型患者可有肺部影像表现，重型、危重型患者均有肺部影像学表现，并会出现进展。

但是，重型及危重型患者均会伴随较为明显的临床症状，如呼吸频率加快，血氧饱和度降低（危重患者进展迅速）。

根据我国曾大规模流行的奥密克戎毒株的特点来看，虽然传染能力达到“天花板”，但是重型及危重型患者比例不是太高，高危人群主要有以下特点。

- ＞60 岁的老年人。
- 有心脑血管疾病（含高血压）、慢性肺部疾病、糖尿病、慢性肝脏及肾脏疾病、肿瘤等基础疾病。
- 免疫功能缺陷（如艾滋病患者、长期使用皮质类固醇或其他免疫抑制药导致的免疫功能减退状态）。
- 肥胖（体重指数≥$30kg/m^2$）。
- 晚期妊娠和围产期女性。
- 重度吸烟人群。

因此，我们呼吁广大患者朋友保持理性，充分了解一些关于肺炎感染的常识。如果您并非重型、危重型的潜在高危人群，也没有提示重型的临床症状，请暂时自我观察，确有必要时再到医院进一步咨询。

让我们理性科学地看待流行病，把有限的医疗资源留给更需要的患者！

（张培龙　刘幸生）

如何科学预防肺癌

王先生的母亲在体检时发现患有肺癌，不久，他的舅舅也在体检时查出了肺癌。幸运的是两位家人被诊断发现得比较及时，都处于肺癌早期，经过治疗后已经出院。但是王先生却非常焦虑，担心自己也会患上肺癌。为此他咨询了医生，医生就如何预防肺癌给出了以下建议。

一、避免烟草暴露

吸烟是肺癌的主要危险因素，研究表明我国吸烟者患肺癌的风险为不吸烟者的 2.77 倍，因此不吸烟、避免烟草暴露是预防肺癌最有效的方法。王先生告知医生自己已经吸烟超过 30 年，每天都要吸将近一盒烟，因此医生建议他尽快戒烟。戒烟需要自身具备正确的认知、较强的意志力及家人的支持，还可以去戒烟门诊寻求医生的专业指导。除了吸烟，“二手烟”暴露也是肺癌的危险因素。我国研究显示，“二手烟”暴露者患肺癌的风险是无“二手烟”暴露者的 1.33 倍。对于王先生的妻子和孩子来说，由于王先生经常在家吸烟，他们就会长期暴露在“二手烟”中，这会增加他们患肺癌的风险。王先生听后表示一定会尽快戒烟，维护好自己和家人的肺部健康。

二、做好职业暴露防护

据了解，王先生的舅舅曾经在一家石棉加工厂工作。医生告诉王先生研究已经证明石棉、氡、铍、铬、镉、镍、硅、煤烟和煤烟尘等物质都会导致肺癌，而工作中长期暴露于这些致癌物质的人群需要做好职业防护，如戴上防护面罩、戴好符合技术要求的防尘口罩、穿防护服等，并定期进行健康检查。生产厂家也应积极进行生产工艺改革，如改进生产设备、配备除尘通风系统、定期检测作业环境的粉尘浓度等。

三、积极治疗呼吸系统疾病

王先生向医生表示，自己曾被社区选为调查对象，做过肺功能检查。调查人员提示他患有慢性阻塞性肺疾病，让他去医院做进一步检查并及时治疗。他一直觉得自己平时不经常咳嗽、咳痰，因此没有在意，也一直没有去医院检查。医生告诉王先生对于患有慢性阻塞性肺疾病、弥漫性肺纤维化、肺结核等呼吸系统疾病的人患肺癌的风险增加。有研究显示患有慢性阻塞性肺疾病的患者肺癌发生风险比非慢性阻塞性肺疾病患者高 2 倍以上。因此患有慢性阻塞性肺疾病等呼吸系统疾病的患者应及早诊断并积极治疗，以预防肺癌的发生。

四、健康饮食、增强锻炼

王先生告诉医生，自己每天下班回家后就只想躺在沙发上休息，而且平时喜欢吃肉类，很少吃蔬菜，几乎不吃水果。医生告诉他，每天多摄入新鲜蔬菜和水果可以降低肺癌的患病风险，研究表明每天增加 100g 蔬菜和水果摄入，患癌症的风险分别降低 6% 和 8%。除了合理饮食，每天进行合理的体育锻炼也可以降低肺癌的发生风险。

五、定期体检

王先生有 20 年吸烟史、有肺癌家族史，且可能患有慢性阻塞性肺疾病，是肺癌患病的高危人群，需要定期进行肺部检查。通过肺部 CT 检查，可以提高肺癌的检出率，若患有肺癌也可以早发现、早诊断、早治疗，以降低死亡率。

我国是肺癌发病率最高的国家之一，近年来我国居民肺癌发病率和死亡率均呈上升趋势，疾病负担严重。肺癌预防是每个居民都应重视的问题，因此要控制烟草暴露，做好职业暴露防护，多吃新鲜水果蔬菜，增加体育锻炼，积极诊断治疗呼吸系统疾病，有效预防肺癌的发生。通过定期进行肺部 CT 检查，做到早发现、早诊断、早治疗，可以显著提高肺癌的生存率。

（丛　舒　方利文）

筛查出肺结节，如何随访

一、肺癌发病风险因素

肺癌发病的高危因素包括吸烟（所有目前吸烟及既往吸烟者）、职业性致癌物质暴露史（如二氧化硅、石棉、砷、铬、镍、镉、铍、柴油烟气、煤烟和烟尘等）、持续或大剂量的放射性氡暴露、既往恶性肿瘤史、一级亲属的肺癌家族史、肺部相关疾病史（慢性阻塞性肺疾病、肺纤维化）、“二手烟”暴露（即被动吸烟，但不被视作独立推荐肺癌筛查因素）等。

二、肺癌风险人群分类

2020 年版美国 NCCN 肺癌筛查指南以年龄、吸烟强度、戒烟年限和其他风险因素为标准划分为高（又分两个亚组）、中、低风险组。2022 版美国 NCCN 肺癌筛查指南优化筛查人群分组，仅以年龄和吸烟强度两个指标将人群划分为高、低风险组，分别推荐不同的筛查策略。

高风险组定义标准：年龄 50 岁及以上；每年 20 包及以上吸烟史。指南推荐对此类人群进行低剂量 CT（LDCT）筛查。

低风险组定义标准：年龄 50 岁以下；每年 20 包以下吸烟史。指南不推荐对此类人群进行 LDCT 筛查。

值得关注的是，与美国 NCCN 肺癌筛查指南相比，我国肺癌筛查与早诊早治指南（2021）中的高危人群定义存在差异：吸烟史每年≥30 包，不设年龄下限；同时将被动吸烟史≥20 年纳入高危人群。以上是综合考虑我国烟草消耗量大、肺癌高风险人群基数大、医疗卫生资源相对紧张和我国肺癌筛查分级诊疗的实际经验，同时亦关注非吸烟女性因环境油烟和被动吸烟导致罹患肺癌比例显著高于西方人群得出的指南推荐。

三、复查随访流程

- 随访过程中实性成分增加 2mm，或者新发病灶平均直径≥4mm 定义为变化。
- 对可疑感染的患者，应在 1～3 个月内复查 LDCT，没有感染风险或排除感染可能的患者应根据肺结节类型及大小采取不同的管理方案。
- 高度怀疑恶性可能者，考虑行组织学活检或手术切除明确诊断，活检确定非肺癌者推荐每年 1 次 LDCT 随访（关于随访持续及终止时间尚无明确定论）；低度怀疑恶性可能者推荐间隔 3 个月复查 LDCT。

- 随访中未发生变化的病灶恶性可能较低，推荐采取较相同直径的初次筛查检出结节周期更长的策略（降级策略）。
- 随访中新增病灶或结节增大或实性成分增加，其恶性可能显著高于初次筛查检出的相同直径结节，故采取更为严格的随访策略（升级策略）。
- 随访中增大且总直径≥15mm 的纯磨玻璃结节，推荐间隔 6 个月复查 LDCT，亦推荐选择组织学活检或手术切除明确结节性质，活检确定非肺癌者则更改策略为每年 1 次 LDCT 随访（关于随访持续及终止时间尚无明确定论）。

总之，结节发现后 1～3 个月就要复查，如果完全吸收则每年复查 1 次，部分吸收则每 3～6 个月复查 1 次，如果稳定或增大建议按表 1 随访。

表 1 肺结节随访流程

项目	每年复查 LDCT	6 个月复查 LDCT	3 个月复查 LDCT 和（或）PET-CT
实性结节	<6mm	6～8mm	8～15mm

（续表）

项　目	每年复查 LDCT	6 个月复查 LDCT	3 个月复查 LDCT 和（或）PET-CT
混合性磨玻璃结节	＜6mm	≥6mm 且实性成分＜5mm	≥6mm 且实性成分＞5mm
纯磨玻璃结节	＜8mm	8～15mm	≥15mm

（刘宝东）

肺癌筛查，你是否做对了

在临床中，我们常听到患者说："我之前每年都体检，结果都是正常，怎么就突然得肺癌了呢？"那么，肺癌筛查到底应该怎么做才准确？什么样的人需要做肺癌筛查？我们来聊聊肺癌筛查的一些事项。

一、肺癌筛查怎么做最合适

目前推荐每年做一次 LDCT 进行肺癌筛查，胸部 X 线检查不推荐用于肺癌筛查。这是为什么呢？打个比方，胸部 X 线检查像把面包压扁了看，使需要观察的组织之间有重叠和隐藏，病变就相当于面包中的果仁，难以被发现；而 CT 就像把面包切成片之后，一片片地观察，可以使器官和结构清楚显影，清晰地显示较小的病灶，如图 2 所示。

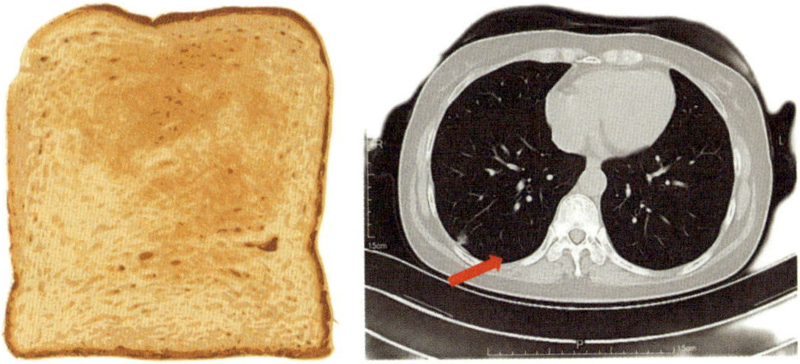

图 2　胸部 X 线检查中难以发现的早期肺癌

（箭所指为病灶）

二、哪些人需要做肺癌筛查

目前相关指南只推荐肺癌的高危人群做肺癌筛查，高危人群具体是指：

年龄 55—77 岁，吸烟指数 [一天吸烟包数（以 20 支 / 包计）× 烟龄（年）] ≥30，包括现已戒烟但戒烟时间不足 15 年者。

年龄≥50 岁，吸烟指数 [一天吸烟包数（以 20 支 / 包计）× 烟龄（年）] ≥20，且另有一项以下的危险因素：①氡暴露史；②职业接触史（二氧化硅、镉、石棉、砷、铍、铬、柴油烟气、镍、煤烟和烟尘）；③恶性肿瘤病史；④一级亲属肺癌家族史（父母、子女及亲兄弟姐妹）；⑤慢性阻塞性肺疾病（COPD）或肺纤维化病史。

指南并不推荐其他人群做肺癌筛查。然而受之前新冠疫情的影响，大多数医院对于需要住院或需要行有创检查（如胃肠镜、穿刺等检查）的患者都实行了胸部 CT 的筛查，很多患者阴差阳错的被查出患有肺癌，随着现在肺癌发病率的逐渐升高及肺癌的逐渐年轻化，在临床工作中，越来越多年轻的肺癌患者被发现，因此，我们推荐对于 40 岁以上的人群，体检均应将胸部 X 线检查更换为 LDCT，因为其不仅对肺癌检出的敏感性远高于胸部 X 线检查，还可以发现胸壁、纵隔、乳腺、心脏、食管等部位的病变。

三、每年都做胸部 CT 对身体有害吗

胸部 X 线和 CT 均是利用射线对人体进行扫描，因此，有不少患者因为害怕“吃线”而拒绝做胸部 CT 检查。其实，这种担忧是大可不必的。正常人推荐每年辐射量不高于 50mSv，一次常规的胸部 CT 检查所接受的辐射量为 3～5mSv，而低剂量胸部 CT 所接受的辐射量就更小了，只有 0.5～1mSv。总而言之，每年做 1 次胸部 CT 检查是完全安全的。

四、筛查发现肺部结节怎么办

肺结节是指在肺实质内而不属于正常肺组织的直径<3cm 的结节状阴影，<2cm 的肺结节被称为小结节，随着胸部 CT 的逐渐普及和公众体检意识的提高，越来越多的肺结节尤其是小结节被发现。很多患者得知自己有肺结节之后焦虑不已，甚至寝食难安。这种担心是多余的，在所有肺结节中，90% 以上都是良性的，真正需要密切关注或需要治疗的只是很小一部分。若您行胸部 CT 检查发现了直径>5mm 肺结节，请到胸外科就诊，专业的医生会根据您结节的大小、形态、位置、是否有变化等因素个性地为您制订合适的诊疗方案。

（钱　坤　魏博华）

医生怎么总让我做胸部 CT

许多患者门诊就诊时特别不是胸科门诊就诊时都遇到过医生让做胸部 CT，就会产生许多疑问。

为什么我关节痛，就诊骨科，医生让做胸部 CT？

为什么我嗓子哑了，就诊于耳鼻咽喉科，医生让做胸部 CT？

为什么我头晕、双腿无力，去神经内科就诊，大夫让做胸部 CT？

我是不是被“过度医疗”了?

其实不是，这些正是一个经验丰富的医生开的必要的检查。因为肺癌早期常常是没有症状的，尤其是长在肺周边的肿瘤，许多发现时已经不是早期。而且肺癌的症状多种多样，没有一种症状是肺癌所特有的。除了中心型肺癌早期咳嗽、咯血易被发现，大约有 1/3 的肺癌是在常规体检或因其他疾患检查时被发现的，接下来我们就列举一些非胸科门诊遇到的肺癌患者的肺外器官表现症状。

一、头部和面部水肿，就诊于肾内科

通常见于右上叶肺癌，当癌肿压迫上腔静脉时。头部和上肢静脉回流受阻，导致头部、面部和上身充血水肿和静脉充血（即上腔静脉阻塞综合征），是 5%～10% 肺癌患者的第一症状。

二、声音嘶哑，就诊于耳鼻咽喉科

由于淋巴结转移和（或）肺部肿瘤直接对喉返神经的压迫或侵犯，一些患者会声音嘶哑，更常见于左侧。

三、关节炎、杵状指，就诊于骨科

肥大性肺性骨关节病，特点为多发性关节炎、骨膜炎与杵状指（趾）、膝肘腕踝等关节常被累及，病骨区软组织肿胀、有压痛，以胫腓骨和尺桡骨远端较为明显，严重者可累及股骨、肋骨和掌骨等。90% 肺性肥大性骨关节病继发于胸腔内恶性肿瘤，其中 80% 继发于肺癌。

四、头晕、双腿无力，就诊于神经内科

Eaton-Lambert 综合征多数 50 岁以后起病，男性多见；多伴发肿瘤，以小细胞肺癌最多见；主要是四肢近端的躯干肌肉无力，下肢症状重于上肢；消瘦和易疲劳，行动缓慢。肌肉在活动后即感到疲劳，但如继续进行收缩则肌力反而可暂时改善；偶见眼外肌和延髓支配肌肉受累。

五、男性女型乳房化，就诊于乳腺外科或内分泌科

男性女型乳房化是指男性乳房的一侧或两侧增大如女性。日本调查了 267 例肺癌，其中 7.5% 为早期男性女性化乳腺，这种情况往往容易被忽视，甚至误诊为单

纯乳腺增生而切除。

六、淋巴结肿大，就诊于血液科

当肺癌通过淋巴通道转移时，可以看到相应部位的淋巴结群增大和相邻相应部位的压迫症状。

七、头痛、呕吐、视力减退，就诊于神经外科

肺癌脑实质转移和脑膜转移都有颅内压增高的症状，主要表现为头痛、呕吐和视盘水肿，除此之外还可出现视力减退、头晕、淡漠、意识障碍，二便失禁和血压增高等征象。这些症状也常进行性加重。

以上就是几种常见的肺癌肺外症状。如果您发现上述症状，必须注意它们，并尽快去医院进行诊治。早诊早治是治愈肺癌最有效方法。现在人们的保健体检意识还有待提高，许多人还以不去医院、不做检查为荣。

胸科医生主张 40 岁以上的人，尤其是吸烟、有慢性肺病，或者因职业原因接触化工原料、矿物质等有害物质的人群，每年要做胸部 CT 检查。

（谭晓刚）

如何读懂肿瘤标志物

在门诊常见到一些就诊的患者，一脸恐惧地拿着体检报告来咨询："医生，我体检查出肿瘤标志物高，是不是得了癌症？"我们也经常遇到，体检显示多项肿瘤标志物正常，却通过其他手段查出了癌症。难道肿瘤标志物真的不靠谱？为什么会出现这些情况呢？

一、什么是肿瘤标志物

肿瘤标志物（tumer marker）是指特征性存在于恶性肿瘤细胞，或由恶性肿瘤细胞异常产生的物质，或是宿主对肿瘤的刺激反应而产生的物质，并能反映肿瘤发生、发展，监测肿瘤对治疗的反应。血液肿瘤标志物是判断恶性肿瘤治疗的疗效、预后及选择方案的有力依据，但它只能作为辅助手段。肿瘤标志物是用于反映恶性肿瘤是否存在的一类生化物质。理想情况下，一旦增高就应该可以确诊恶性肿瘤。

但实际上，目前没有一个肿瘤标志物能完全符合这样的定义。也就是说，肿瘤标志物增高，并不表明一定患了恶性肿瘤，而肿瘤标志物不增高，也并不表明一定没有患恶性肿瘤。

这就比较尴尬了，既然肿瘤标志物这么不靠谱，那我们还要它干吗？别急，只要正确使用，肿瘤标志物还是有用武之地的，能够在筛查肿瘤及随访病情方面给我们提供很多帮助。

二、肿瘤标志物有什么用

前文提到，并不是所有的癌症都有标志物，也不是所有的肿瘤标志物升高都是癌症引起的，所以不能光凭肿瘤标志物来诊断癌症。但是，如果与医生的问诊、检查，以及超声、CT、磁共振等其他检查手段结合起来，那么肿瘤标志物对于癌症的诊断还是有一定的参考作用。

三、肿瘤标志物是否可以用于筛查癌症

癌症筛查，是指在没有症状的人中广泛检查，用于发现癌症。筛查的目的是在癌症还没有长大和转移之前，尽早发现癌症，因为这时治疗效果最好。可惜，肿瘤标志物并不是肿瘤的专利，有时没有癌症，肿瘤标志物也会升高，所以用肿瘤标志物来诊断肿瘤，会有很多误报，就是把不是肿瘤的情况当成肿瘤。这会导致患者焦虑，并随之产生不必要承担的昂贵检测费用。

例如，癌胚抗原（CEA）是用于肺癌的肿瘤标志物，当我们发现 CEA 轻度升高时，可以进行复查血液

学肿瘤标志物及胸部 CT 的检查，如果都没有问题，那么患者则需要定期复查，每 3 个月左右复查 1 次 CT。另外，胃肠道肿瘤、胃癌、结直肠癌、胰腺癌及妇科肿瘤（卵巢癌、子宫内膜癌）等都可以引起 CEA 升高，如果在复查中发现 CEA 持续升高，必要的时候还需要行 PET-CT 检查。而有些情况下，部分肺癌患者的 CEA 直到病程发展到比较晚时，依然还处于正常水平。因此，CEA 并不能总是帮助我们在治愈率最高的早期发现肿瘤。

那么，具体肿瘤标志物有哪些，又有什么提示作用，我们后面再讲。

（李小雪）

如何区分肿瘤标志物

前面我们介绍了肿瘤标志物是什么，以及在发现恶性肿瘤中的作用，接下来我们就来聊聊肿瘤标志物具体包括什么，又能给我们哪些提示吧！

肿瘤标志物主要分为以下几类：胚胎抗原类、酶和同工酶类、糖链抗原类、激素类、蛋白质类等。

一、胚胎抗原类

（一）甲胎蛋白

甲胎蛋白（AFP）是一种糖蛋白，它属于白蛋白家族，主要由胎儿肝细胞及卵黄囊合成。甲胎蛋白在人类的胎儿血液循环中具有较高的浓度，但是正常情况下，AFP 从我们出生之后就会开始下降，在成人血清中含量是极低的，因此我们如果在肿瘤筛查中发现 AFP 异常增高，则需要引起警惕，但需指出的是，不是所有的 AFP 升高都是由肝癌引起。

临床意义

AFP 含量升高多见于原发性肝癌、肝硬化、病毒性肝炎、妊娠、睾丸癌、卵巢肿瘤、恶性畸胎瘤、胰腺癌、胃癌、肠癌、肺癌等，60%～70% 原发性肝癌患者 AFP 含量增高，因此 AFP 检测常被用于肝癌的早期筛查。

（二）癌胚抗原

癌胚抗原（CEA）是肺癌患者中常见的一种肿瘤标志物，我们来认识一下。它是一种具有人类胚胎抗原特性的酸性糖蛋白，存在于内胚层细胞分化而来的癌症细胞表面，是细胞膜的结构蛋白。在细胞质中形成，通过细胞膜分泌到细胞外，然后进入周围体液。因此，可从血清、脑脊液、乳汁、胃液、胸腹水及尿液、粪便等多种体液和排泄物中检出。因此，有的时候医生可以通过患者胸腔积液、腹腔积液等体液中检测 CEA 等肿瘤标志物的水平，来协助判断体腔积液的良恶性。

临床意义

CEA 升高常见于肺癌、消化系统恶性肿瘤、乳腺癌等。但是，CEA 在一些炎症性疾病患者中也会有不同程度的升高，但远低于恶性肿瘤，如结肠炎、肠道息肉、肝炎、酒精性肝硬化、胰腺炎等。CEA 是肺腺癌患者中最常升高的肿瘤标志物，在肺腺癌的诊断、治疗、评估、检测中起到非常重要的作用。

二、酶和同工酶类

（一）神经元特异性烯醇化酶

神经元特异性烯醇化酶（NSE）是烯醇化酶的一种同工酶，主要存在于神经组织和神经内分泌组织中。NSE 在脑组织细胞的活性最高，外周神经和神经分泌组织的活性水平居中，最低值见于非神经组织、血清和脑脊液。

临床意义

肺癌患者中 NSE 的升高多见于小细胞肺癌等神经内分泌肿瘤。在神经母细胞瘤、神经内分泌细胞瘤（如嗜铬细胞瘤、甲状腺髓样癌、胰岛细胞瘤、视网膜母细胞瘤、色素瘤等）、缺氧缺血性脑损伤的患者中也有所升高。NSE 常与胃泌素释放肽前体联合检测，应用于小细胞肺癌等神经内分泌肿瘤的鉴别诊断和评效随访。

（二）前列腺特异性抗原

前列腺特异性抗原（PSA）是一种前列腺上皮细胞分泌的单链糖蛋白酶，PSA 在血清中有两种存在形式，即游离 PSA（f-PSA）和复合 PSA（c-PSA）。实验室测定总 PSA（t-PSA）包括 f-PSA 和 c-PSA。它在正常细胞和癌样上皮细胞中都可合成，具有组织特异性，只存在于人前列腺腺泡及导管上皮细胞的胞质中，不表达于其他细胞。但它并无肿瘤特异性，前列腺炎、良性前列腺增生等疾病也可能会导致 PSA 水平升高。

临床意义

PSA 升高见于前列腺癌、前列腺增生、前列腺肥大、前列腺炎和泌尿生殖系统等疾病。常用于前列腺癌的筛查和诊疗。

（三）前列腺酸性磷酸酶

前列腺酸性磷酸酶（PAP）是前列腺分泌的一种酶，主要用于前列腺癌的诊断及疗效观察。

（四）α-L- 岩藻糖苷酶

α-L- 岩藻糖苷酶（AFU）是一种溶酶体酸性水解酶。主要生理功能是参与含岩藻基的各种糖脂、糖蛋白、黏蛋白等大分子物质的分解代谢。

临床意义

AFU 升高常见于原发性肝细胞癌、结肠癌、子宫癌、乳腺癌，还可见于慢性肝炎、肝硬化、妊娠、胆管癌等。81.2% 的原发性肝癌患者血清 AFU 水平增高，与 AFP 联合检测可使原发性肝癌诊断阳性率达 93.1%。

三、糖链抗原类

糖链抗原类肿瘤标志物是用各种肿瘤细胞株制备单克隆抗体，来识别肿瘤相关抗原，大多是糖蛋白或黏蛋白，如 SCC、CA125、CA15-3、CA19-9 等。

（一）SCC（鳞状上皮细胞癌抗原）

SCC 是从子宫颈癌转移病灶中提取到的 TA-4 亚成分鳞状上皮癌抗原。SCC 是最早用于诊断鳞癌的肿瘤标志物，在肺鳞癌患者中会升高，同时也可作为子宫颈癌、头颈部癌的辅助诊断指标和预后监测指标。

（二）CA125

CA125 主要相关肿瘤为卵巢癌。在肺癌、胰腺癌、乳腺癌、肝癌、胃肠道恶性肿瘤、子宫癌等疾病中可升高。但 CA125 特异性并不高，在女性盆腔炎、子宫内膜异位、行经期、卵巢囊肿、子宫肌瘤、慢性肝炎、胰腺炎、胆囊炎、肺炎等良性疾病中也会升高。

（三）CA19-9

CA19-9 主要相关肿瘤为胰腺癌、胃、结直肠癌、肝癌、胆囊癌、胆管癌等。在很多消化系统的良性疾病患者中也有升高，近 10% 的胰腺炎患者血清 CA19-9 有中等度升高。

（四）CA15-3

CA15-3 是乳腺癌的首选标志物。在肺癌、卵巢癌、肺腺癌、结直肠癌中均可增高。良性乳腺疾患、子宫内膜异位、卵巢囊肿等患者的血清 CA15-3 也可超过正常值。

（五）CA72-4

CA72-4 是胃癌的最佳肿瘤标志物之一。对其他胃肠道癌、乳腺癌、肺癌、卵巢癌等也有不同检出率。良性疾病对 CA72-4 影响较小。

（六）CA50

CA50 是胰腺和结、直肠癌的标志物。胃癌、胆囊癌、肝癌、肺癌、乳腺癌也可升高。

四、激素类

（一）人绒毛膜促性腺激素

人绒毛膜促性腺激素（hCG）是由胎盘的滋养层细胞分泌的一种糖蛋白。hCG 的检查对早期妊娠诊断有重要意义，对与妊娠相关疾病、滋养细胞肿瘤等疾病的诊断、鉴别和病程观察等有一定价值。

临床意义

hCG 升高除用于早孕监测，在滋养层肿瘤和生殖细胞肿瘤（如葡萄胎、恶性葡萄胎、绒毛膜上皮癌、睾丸畸胎瘤等）中明显升高。

（二）降钙素

降钙素（CT）主要是由甲状腺滤泡旁细胞（C 细胞）分泌的一种多肽激素。

临床意义

降钙素是用于诊断和监测甲状腺髓质癌的特异且敏感的肿瘤标志物。其他情况的升高也见于胰腺癌、子宫癌、乳腺癌、前列腺癌、甲状腺细胞良性腺瘤及急慢性肾衰的患者。新生儿、儿童和孕妇由于骨骼更新快，故血清降钙素水平可升高。降低常见于重度甲亢、甲状腺发育不全等。

五、蛋白质类

（一）细胞角蛋白 19

细胞角蛋白 19（CYFRA21-1）是角蛋白家族中最小的成员。它广泛分布在正常组织表面，如层状或鳞状上皮中。在恶性上皮细胞中，激活的蛋白酶加速了细胞的降解，使得大量细胞角蛋白片段释放入血，其可溶性片段可与两株单克隆抗体 KS19.1 和 BM19.21 特异性结合，故称为 CYFRA21-1。CYFRA21-1 在恶性肺癌组织中含量丰富，尤其是在肺鳞癌中有高表达。

临床意义

CYFRA21-1 被认为是一种主要用于检测肺癌的肿瘤标记物，尤其对非小细胞肺癌的诊断具有重要价值。各类非小细胞肺癌阳性检出率为 70%～85%，可作为肺癌诊疗、检测中的有效指标。对其他肿瘤（如侵袭性膀胱癌，头颈部、乳腺、宫颈、消化道的肿瘤）也有一定的阳性率。

（二）β_2-微球蛋白

β_2- 微球蛋白（β_2-MG）是由淋巴细胞合成的一种单链小分子多肽。在多种肿瘤疾病中，如恶性淋巴瘤、慢性淋巴细胞白血病、非霍奇金淋巴瘤、多发性骨髓瘤、肝癌、肺癌、胃癌、结肠癌、直肠癌等，患者血清和尿液中 β_2-MG 会明显升高。

总的来说，肿瘤标志物在恶性肿瘤的诊断和治疗中，可以起到比较重要的提示和监测作用，但并不是可以“一锤定音”的金标准，不是所有的癌症都有标志物，也不是所有的肿瘤标志物升高都是癌症引起的，所以不能光凭肿瘤标志物来诊断癌症。需要和医生的问诊、检查等其他各种手段结合起来，肿瘤标志物才能在肿瘤诊疗过程中将它的作用发挥到恰如其分。

（李小雪）

这些症状，说明你的肺“炸”了

一、好好的年轻人，肺怎么就炸了

患者 L 同学，今年高三，身高 180cm，体重却只有 60kg，瘦高的身材是许多同学羡慕的对象。不久前，L 同学在体育课长跑时，突然觉得剧烈的胸痛伴有胸闷，但是他还是咬牙坚持跑完了 1500m，跑完后他觉得胸腔里涨得好像要炸开，而且呼吸越来越困难，老师和同学见状赶紧把他送去了医院，医生检查发现，原来他的左肺破了，如果再晚一点就医，可能有生命危险。在医院，

L 同学被诊断为自发性气胸，左肺被严重压缩 90%，并将心脏推向右侧，如果再晚点就医会有生命危险。随后，胸外科医生为他紧急做了胸腔闭式引流术，L 同学转危为安。气胸示意见图 3。

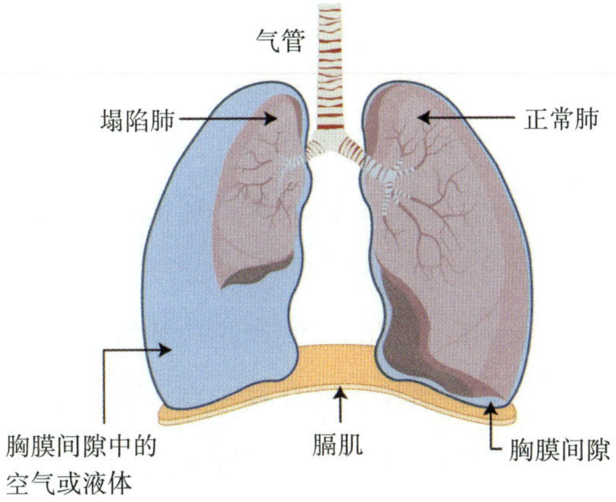

图 3　气胸示意

气胸多发于身材瘦长、胸廓扁平的青少年男性，因为这种身材的男孩胸腔较长，容易导致肺部发育不健全，存在先天性肺大疱，从事剧烈运动时肺内压力骤然升高，容易导致肺大疱突然破裂，空气从肺部进入胸腔。此外，阴天下雨大气压低，临近考试时紧张焦虑，甚至是唱歌飙高音等情形也容易导致气胸发作。我们吵架生气的时候会形容："你把我肺都快气炸了！"其实就是对气胸的描述。

二、气胸如何治疗

对于气胸的治疗，可以采用胸腔穿刺或引流的方式排出胸腔内集聚的多余气体，并等待肺部瘘口自行愈合。但是，如果瘘口较大，经过一段时间保守治疗不能自行闭合，或者肺内较多肺大疱将来还有很大复发风险，医生就会建议采用电视胸腔镜手术的方法切掉肺大疱，达到根治效果。由于采用微创的方法，只需要在腋下切一个不到 3cm 的切口，术后 1～2 天即可出院，不会耽误上学和工作。

目前气胸还没有可靠的方法预防，能做的主要有以下几点：首先，在婴幼儿时期让孩子哭出来，不少青少年自发性气胸患者的家属都会说小朋友从小就乖，不太哭闹，而实际上宝宝在出生几个月的时候，需要靠哭来活动，让肺泡充分发育；其次，青春期长个子时，要注意营养均衡，尤其是鸡蛋、奶及肉类的摄入，不挑食、不偏食，很多年轻的气胸患者普遍存在挑食的问题；最后，再次告诫体型瘦高的青少年和他们的家长，要有自我检查及警惕意识，如果在剧烈咳嗽或用力过猛之后出现胸痛和呼吸困难，要警惕自发性气胸的可能，及时到医院就诊。

（钱　坤）

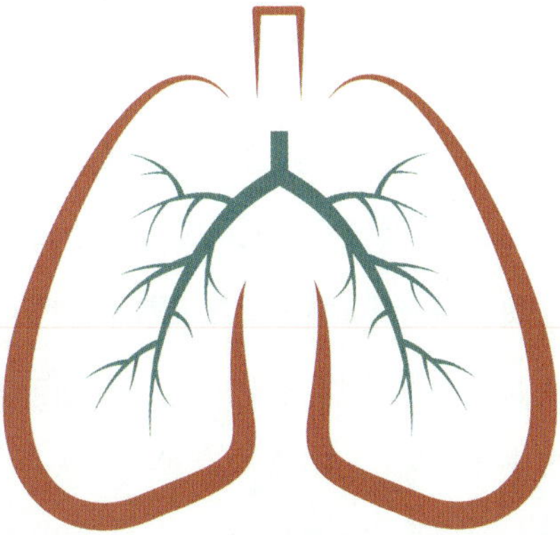

诊断篇

如何读懂肺癌病理报告

一、肺腺癌病理学的类型和发展

2011 年，国际肺癌研究学会（IASLC）、美国胸科协会（ATS）和欧洲呼吸学会（ERS）联合发布了肺腺癌 MDT 分类方案。将肺腺癌分为：浸润前病变、微浸润性腺癌（MIA）及浸润性腺癌（IA）。浸润前病变分为不典型腺瘤样增生（AAH）和原位腺癌（AIS）。浸润性腺癌包括：贴壁为主型、腺泡为主型、乳头为主型、微乳头为主型和实体为主型等。测量并以 5% 的增量半定量记录每个组织学成分（贴壁、腺泡、乳头、微乳头和实体）在肿瘤总区域中的比率。

2015 年，世界卫生组织（WHO）发布的第四版胸部肿瘤分类采纳了该提议，并提出显微镜下生长方式与恶性生物学行为的关系，恶性程度由轻及重依次为：良好预后的贴壁为主型腺癌，中等预后的腺泡及乳头为主型腺癌，差预后的微乳头及实体为主型腺癌。新分型正式承认气腔内播散（STAS）作为肺癌播散的新方式，建议在报告中注明；同时也强调应与人工假象进行鉴别。

2021 年 4 月 WHO 发布的第五版胸部肿瘤分类中的肺肿瘤组织学分型标准进一步明确 AIS 和 AAH 从腺

癌目录中移出，另归类到前驱腺体病变，但对其诊断标准及 ICD 编码均未改变，AIS 依旧定性为非浸润性，无侵犯周围间质、血管和胸膜。并且 AIS 与 MIA、IA 在浸润深度的判断上需要在外科手术标本和充分取材的条件下才能诊断。直径＞30mm 的非黏液型纯贴壁生长的肺腺癌，应诊断为贴壁型浸润性非黏液性腺癌。

二、病理检查有什么用

病理检查的作用有：①诊断；②分期；③评估预后：若诊断时结节＜1cm 的早期肺癌 5 年的生存率可达 92%，原位癌和微浸润癌治愈率几乎 100%；④是否需要辅助治疗；⑤决定术式：肺结节≤2cm 的如果存在磨玻璃成分，预后较好，可以考虑亚肺叶切除，但是在手术切除的标本中，如果病理报告提示存在微乳头或实性成分＞5%、存在血管内癌栓或气腔内播散（STAS），或者引流淋巴结阳性，应该考虑肺叶切除。

三、如何读懂病理报告

凡具有非小细胞肺癌的病理学特点而又不能明确区分为鳞状细胞癌或腺癌时，免疫组化染色 TTF-1、NapsinA、P63（P40）、DSG3（桥粒芯蛋白 3）和 CK5/6 有助于肿瘤分型，腺癌中前二者呈阳性表达，后三者为阴性，鳞状细胞癌中则通常恰恰相反。CK20 在浸润性黏液腺癌和肠型腺癌中可以呈阳性表达。

小细胞肺癌多数病例神经内分泌标记如 CgA、Syn、CD56 阳性；TTF-1 多数为阳性表达，CK5/6、CK7、CK20、NapsinA 常为阴性。Ki-67 标记的是处于增殖周期中的细胞，与有丝分裂密切相关，其阳性率越高，肿瘤生长越快，组织分化越差，对化疗也越敏感。

（刘宝东）

为什么肿瘤基因检测如此重要

2005 年底，454 生命科学公司和罗氏诊断公司联合推出了基于焦磷酸测序法的超高通量基因组测序系统：Genome Sequencer 20，从此拉开了第二代测序技术的激烈竞争。2012 年肿瘤液体活检的出现，为二代测序在临床应用带来了新的曙光。2013 年 11 月，美国食品药品管理局（FDA）批准的第一个高通量测序仪 Illumina 公司生产的 MiSeqDx 用于临床。

一、肿瘤基因检测是为了什么

肿瘤基因检测的目的是指导药物治疗（靶向药、免疫检查点抑制药等的新辅助和辅助治疗、晚期治疗），预测预后及复发（围术期和晚期肺癌）等。

二、检测如何采集标本

肿瘤基因检测是对肿瘤患者的手术或穿刺标本、血液及其他体液通过测序等手段进行基因检测的技术。

三、检测常用技术

肿瘤基因检测常用技术包括免疫组化染色技术、Sanger 测序、荧光原位杂交技术（FISH）、实时荧光定量 PCR（包括 TaqMan 探针法和 ARMS 法）、逆转录聚合酶链反应（RT-PCR）、微滴式数字 PCR 技术，以及能够满足上述各种检测要求的二代测序技术（NGS）等。

免疫组化染色技术主要用在蛋白表达水平的检测。免疫组化法（主要是 Ventana-D5F3 法）是检测 *ALK* 基因的 FISH 等效替代方法。免疫组化法还可用于检测 PD-L1 的表达。

FISH 技术主要用于单基因易位 / 融合 / 重排状态的检测。FISH 法是检测 *ALK* 基因重排和 *ROS1* 基因融合的金标准。

PCR 技术属于半定量技术，操作简便，检测周期短，检测设备价格较便宜，能满足临床需求，较适合在医院病理科或检验科开展，只需按规范建立 PCR 实验室即可；但是可以检测的基因数量有限且主要检测突变类型为点突变、插入、融合，较难检测到 *MET*、*HER2* 等扩增突变，检测到 *KRAS G12C/G12D* 突变时不能区分到底是 *G12C* 还是 *G12D*，只有 *G12C* 突变可以使用 AMG510 治疗。

NGS 技术属于定量技术，操作较复杂，检测周期较长，检测设备与开机成本相对较高，不利于在所有医院推广开展，主要为第三方基因检测公司使用；一次可检测几十乃至上百个基因，可检测的突变类型多样，包括点突变、插入、融合以及扩增；对于一些罕见突变类型如 *KIF5B-ALK* 也属于 *ALK* 基因融合的，也能够覆盖。

四、临床推荐

建议结合自身需求和经济条件选择检测套餐。初诊的肺腺癌可选择覆盖适用靶向药的小套餐检测，目前指南推荐必检基因为 *EGFR*、*ALK*、*ROS1*、*RET*、*BRAFV600E* 和 *MET14* 外显子跳跃突变、*MET* 扩增或过表达、*HER2*、*KRAS*、*NTRK* 等；待耐药后再做全基因检测。

其他病理类型的非小细胞肺癌建议全基因检测，包括免疫治疗相关标志物。

若组织标本不可及，可考虑液体活检，包括基于血浆循环肿瘤DNA（ctDNA）检测的分子残留疾病（MRD）研究。

（刘宝东）

寻星桥：肺癌的驱动基因突变

一、星桥问题

火树银花合，星桥铁锁开。
暗尘随马去，明月逐人来。
游妓皆秾李，行歌尽落梅。
金吾不禁夜，玉漏莫相催。

这段诗是唐朝宰相苏味道关于上元之夜狂欢而作的《正月十五夜》，也是被历代公认描写元宵节最好的诗篇。我们知道，我国古代一直实行宵禁政策。一到晚上，大家老实待在家中，街上冷冷清清。此外，还有官兵监督巡察，谁不回家就抓起来关“小黑屋”。

而在唐朝上元之夜，会解除宵禁。“星桥”是洛阳最重要的一座桥，桥接着一端的官府办公区和另一端的平民生活区。那时，星桥铁锁打开，政府部门和后宫佳丽走出来与民同乐，金吾卫也不再执行宵禁，美少年可以骑马纵情游街，明月下佳人且行且歌，节日气氛立即被烘托出来。

然而，再怎么纵情欢乐，依然要从节日回归日常，狂欢归于平淡。不论愿意与否，生活都要有自己的节奏。上元节的美之所以迷人，在于尽情欢乐之后宴席散尽的微微不舍与惆怅。这也正是节日给我们的普遍感受。但假如长期处于日夜不分狂欢不止的环境，金吾卫不作为，恐怕会有各种不法分子乘虚而入，导致局势失控，最终将造就洛阳时局的悲剧，那节日就没那么美了。

对于我们身体细胞也是如此。肺腺癌中，超过一半会出现“唐朝洛阳星桥铁锁持续打开的状态”，持续释放狂欢信号，导致细胞失去正常节律，处于失控的狂欢状态，持续地生长迁移，这就是驱动性基因突变会对肿瘤有决定性影响的原因。所以，我们必须要找出问题所在，定位到失控的“星桥”，找到匹配的钥匙，把铁锁及时关闭，阻断肿瘤细胞的疯狂行为。目前，我们已经有很多方法寻找“星桥”所在，也有许多钥匙能够及时把铁锁锁住，使潮平风正，生活重回岁月静美。

下面，我们来聊聊如何寻找“星桥”解决关键问题。

二、基因检测与基因突变

我们已经了解到，就像连接官府办公区和平民生活区的洛阳星桥对秩序管理有指令性作用一样；驱动基因突变对肺癌的发生发展有重要影响。基因检测就是寻找“星桥”问题的工具。它通过一定的技术，从您的生物样本中提取 DNA 进行分析，寻找是否存在疾病相关的基因异常改变。通过基因检测，既能指导精准治疗，又能用来辅助动态监测病情变化、寻找治疗耐药原因及判断预后。因此基因检测在许多肺癌患者的诊疗过程当中有非常重要的意义，根据病情需要，在疾病的不同时期可能进行再次或多次检测。

下面看看关于基因突变的两个常见问题。

问： 用什么标本去做基因检测?

答： 借助与疾病相关的体液标本和活检组织标本去做基因检测，如图 4 所示。体液标本主要指外周血；特定背景下也可考虑浆膜腔积液、脑脊液，但后两者还需进一步验证。活检组织，包括大活检样本，主要指手术切除的肿瘤组织；也包括小活检样本，如肺穿刺活检组织、支气管镜活检和浅表病灶的穿刺活检样本、转移性胸腹腔积液的沉渣石蜡包埋组织等。

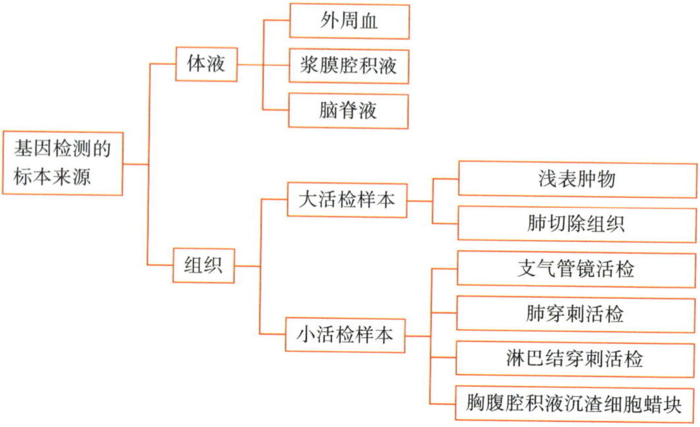

图 4　基因检测的标本来源

问：用什么技术方法做基因检测?

答：用二代测序技术（next generation sequencing，NGS）。NGS 法是较高效的检测手段。该方法被列在美国国立综合癌症网络（NCCN）非小细胞肺癌诊疗指南推荐检测方法中的首条；同时也写在中国临床肿瘤学会（CSCO）非小细胞肺癌诊疗指南中。组套（Panel）越大的 NGS 检测结果则能够提供更加丰富的信息。

RT-PCR 法：可用来检测一些常见基因的已知位点改变。

三、NGS 检测和 PCR 检测

这里总结一下 NGS 检测和 PCR 检测的两个区别。

PCR检测是凭借已知的坐标定位信息去找。例如，告诉你某个经纬度的定位是属于有问题的，然后我们直接带着经纬度信息，按图索骥地找到那个地方，再看在这个患者中是否有这个基因突变。而NGS检测则是区域探索式地寻找，所以既能找到已知坐标的问题，又能发现周边的新的问题。得益于NGS检测的广泛应用，科学家找到了越来越多的新的突变，再通过知识共享，由点到面地把肺癌基因突变信息的拼图越拼越完整，促进了科研临床的快速发展，使患者从个体化治疗中获益更加显著。

在呈现检测结果的时候，NGS检测比PCR检测提供了更加详尽的信息。例如，PCR检测能够告诉咱们哪个城区哪条街有问题；而NGS检测还能进一步告诉我们哪个门牌号哪一户有问题，这是PCR检测做不到的。而在同样一条街上，不同户发生的突变，最适合的药物可能也不一样。有时候恰恰是这些细节决定了选择的精准性。例如，*EGFR19*外显子*L747P/S*突变，有证据表明对一代*EGFR-TKI*效果不好，可能更适合二/三代药物（Afatinib/Osimertinib）。例如，针对*KRAS*突变的新药IMG510只对*G12C*有效，不适合其他*KRAS*突变亚型。

其他技术：对于某些特定热点突变检测技术还有ARMS法、ctDNA法、Cobas法、ddPCR法。而对于某些融合基因的检测还包括 FISH 法、Ventana-IHC 法。

对于晚期 NSCLC 活检样本，因为样本取材量很少，使用起来最好根据所选用的技术特点一次性切除进行基因检测的样本量，避免重复切片浪费样本。一旦样本不足，则可考虑再次活检取材。

伯特·福格尔斯坦说过："癌症研究的革命，一言以蔽之就是——癌症本质上是一种基因性疾病。"医学研究中，真正至关重要的发现出现时，它们的影响不是量的增加，而是巨变。肺癌的基因突变及靶向治疗也是。

（农靖颖）

早期肺癌用不用做基因检测

早期肺癌的患者越来越多了，而且趋于年轻化。很大一部分患者是肺癌早期，手术切了就可以，不用做术后辅助化疗。但是在做不做基因检测的问题上许多人非常纠结。那么今天我们就来聊一聊早期肺癌到底要不要做基因检测。

一、为什么要做基因检测

肺癌一旦突破基底膜，就存在复发的风险。十几年前，肺癌术后的辅助治疗，我们只能依靠放疗和化疗，效果有限。在经过多年的发展，靶向治疗和免疫治疗已经成为肺癌治疗不可或缺的重要手段，彻底改变了肺癌治疗的格局。

然而，靶向治疗或免疫治疗都是有条件的，基因检测的目的，就是评估每个肺癌患者具不具备这种治疗的前提。提前做好基因检测，一旦考虑复发，就可以有效指导用药。所以，对这部分患者来说，基因检测的目的，是指导复发后用药。

当然，有很多患者朋友会想，“那既然我现在不需要用药，那就以后等复发了，需要用药的时候再做”，但是需要注意的是，目前的标本基本都是由石蜡封存的。经过长时间的保存，标本中的遗传信息会降解。而这些降解的 DNA，势必会影响基因检测结果的准确性。

此外，复发时的具体情况是一大问题。临床上，在没有取得绝对的病理诊断之前，任何复发都基于临床诊断。复发转移的情况五花八门，有的很难再次取得有效的病理结果。甚至仅仅表现为肺癌标志物持续的异常升高。这时候，如果提前做了基因检测，那治疗的选择就变得更加容易。

可以说，早期肺癌做基因检测，为的就是给自己留一个后手。在抗击肺癌的过程中，如果每个人的手里都能多一把“武器”，那底气自然就会充足很多。

二、一些关于检测的建议

那么，早期肺癌，到底要不要做基因检测？对大家提出以下建议。

- 如果本身病理类型是单发的原位腺癌或微浸润性腺癌，那么这类患者基本不会复发，因此基因检测是完全可以不用做的。
- 如果是多发的磨玻璃结节病例，在取得多个结节病理后，我们建议选择基因检测，这对判断多发结节的生物同源性、远期预后判断，以及临床研究具有积极的意义。
- 如果本身病理类型是绝大多数的浸润性腺癌，应该积极做基因检测。

（张培龙　刘幸生）

有一种“肺大疱”不可轻视

肺大疱多是由于多种原因如发育异常或阻塞等引起肺泡腔内压力升高，肺泡壁破裂，互相融合。影像学多表现为以椭圆形或类圆形为主的形态比较规则，囊壁较薄且厚度均匀的孤立或融合的含气囊腔，见图 5。囊腔破裂会引发气胸甚至血气胸。

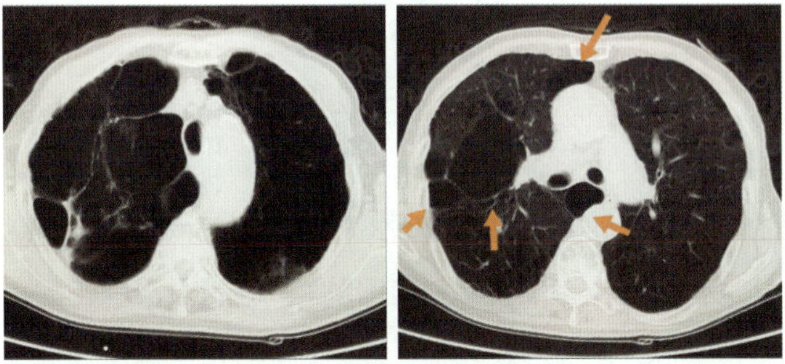

图 5　肺大疱的胸部 CT 横断面表现

肺大疱多见于发育过快且偏食的青少年、经常吸烟的成人及慢性支气管炎的患者。

但有一种特殊的“肺大疱”，其含气囊腔的形态不规则如边缘不圆滑或成角，且囊壁厚薄不均或有结节形成。这就特别需要警惕“囊泡性肺癌”。

如果体检发现形态不规则的“肺大疱”一定要提高警惕，特别警惕那些在多发肺大疱中可能隐藏的看似肺大疱的“囊泡性肺癌”。建议找有经验的胸外科专科医生或胸部影像专业医生就诊，定期复查。

（苏　雷）

发现肺结节怎么办

一、遇到肺结节，不要慌

说到这里，就是患者最关心的问题了，遇到肺结节我们怎么办。是不是长了结节就要马上手术？为什么医生会建议“随访观察”？医生对于患者的治疗建议肯定是从有利于患者诊治的角度出发。对于肺结节，因为良恶性不同，治疗的方式不一样。例如，肺不典型腺瘤样增生被认为是癌前病变，可能未来会癌变，也可能很长时间都不会向恶性肿瘤转变。因此这类病变是可以定期随访观察的。

另外，对于原位腺癌，因为处于最早期，不会危及生命，也是有观察随访的余地。当患者第一次发现肺结节，由于引起病变的原因很多，且多不伴典型的症状，同时由于病变较小，穿刺活检亦很难取得满意准确的病理结果。往往只能通过手术切除才能获得病理诊断。如果对所有的小结节均采用手术切除，会有相当不需要手术的患者接受“过度治疗”而造成潜在的身心损伤。

因此，对于首次发现的肺结节，尤其＜1cm 的结节，当医生判断良性可能性大，会建议随访观察。而对于判断可能的恶性病变，也会经过一定时间的随访或抗炎治疗的观察后，建议患者尽快治疗。

二、其他要注意的事项

第一次就诊时，肺部结节很多不伴随明显的症状。也有部分患者会出现干咳或痰中带血丝的症状。当然这些症状未必是肺结节引起的。医生会根据症状和 CT 影像学的表现综合判断。而往往一次门诊并不能对疾病的性质做出诊断，因为缺乏结节生长时间，是否近期有增大、变实性以及增长速度等的资料。随访就格外重要。通过随访，有的结节会缩小，有的维持不变甚至会增大。这些对于疾病的判断有相当的意义。

另外，有些结节是不除外炎性病变，医生会让患者接受正规的抗感染治疗。通过治疗，炎性结节会缩小甚至消失，而抗感染治疗无效的结节则会更多地考虑肿瘤性结节。因此，广大患者在因肺结节就医的时候，要充分理解医生对于疾病诊断和分析的复杂性。一次就诊有时很难对病灶性质有很准确的判断，通过随访和诸如抗感染等治疗，为判断结节性质和下一步诊疗方式提供了更多的信息和依据。

我们要知道定期随访，不是放任不管，它也是重要的一种治疗手段。对于需要手术的肺结节患者，随着电视胸腔镜等微创技术的发展，已经可以在很小的切口条件下完成过去需要开胸才能进行的肺叶、肺段等手术（图6）。同时随着基因检测技术的普及，肿瘤患者也可进行包括放化疗、靶向、免疫治疗等充分个体化多手段的治疗。大大提高了患者生存率和生活质量。

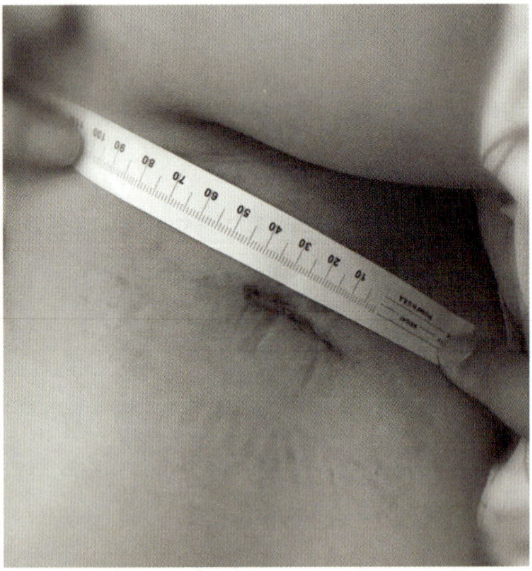

图6　接受单孔胸腔镜肺叶切除的肺癌患者手术切口

最后，我们还是强调预防的重要性。戒烟、规律的生活方式、适当运动、保持心理健康及每年定期体检，对于我们每一个人都是大有益处的。发现肺结节不要惊慌，按时就医并遵医嘱做好相应的随访观察，医生在综合判断下会为你提供最好的治疗建议。

（李元博）

年年体检为什么还会查出肺癌

一、体检不等于治疗

目前，肺癌是我国发病率和死亡率均排在第一位的恶性肿瘤，所以老百姓每每谈及肺癌常常恐慌万分。随着我国经济水平的提高，健康体检也越来越被大家所接受。但临床上经常遇到一些肺癌患者，他们会疑惑，为什么年年参与体检，却突然患肺癌了呢?

大家首先需要了解，体检本身并不能减少或消除肺癌的发生，体检的作用是对于已经存在肺癌的患者，能做到早发现、早诊断、早治疗。因为大家都知道，肺癌越晚预后越差，而对于早期肺癌，通过我们规范的临床干预，如接受胸腔镜微创手术或结合围术期的内科治疗，疾病可能完全治愈。

二、如何正确体检

临床上遇到很多患者，虽然每年体检，但发现肺癌时已不是早期，这是为什么呢? 根据我们的临床经验，原因如下。

第一，很多人虽然每年体检，但体检项目没有选对。目前市面上体检机构及体检套餐很多，价格也千差万别，对于一些便宜的套餐，往往只做胸部 X 线片而没有胸部 CT，胸部 CT 是医疗界公认的肺癌筛查手段，而胸部 X 线片非常容易漏掉较小的病变，错过早期发现的机会。所以对于肺部的查体，特别是高危人群我们建议胸部 CT 检查。这样才能真正做到早发现、早诊断、早治疗。

第二，在临床中我们见过一些病例，患者主诉半年或一年前刚刚在其他医疗机构接受过胸部 CT 检查未见异常，当我们对患者以往检查仔细研判时发现患者之前的胸部 CT 已经有肿瘤的存在，只是当时就诊的医疗机构未及时发现。所以，如何选择检查或治疗的医疗机构也是需要考虑的问题。

第三，非常规病例重视随诊，一些患者的肺癌影像学表现不典型，容易被某些医生或患者本人忽视，因此建议无明确诊断的不典型表现肺肿物一定要重视随诊，或者接受有创的病理学诊断，防止延误治疗。

第四，提醒读者，如果发现肺部结节，也不要过多担心，一定要到正规医院胸外科诊治。肺部结节大部分是良性的，有些结节不需要任何干预，有些结节定期复查关注即可，只有不到 20% 的患者需要临床手术处理，有经验的胸外科医生会根据结节大小、成分形态等资料，给患者提供科学合理的建议。

（张培龙）

做 CT 后，怀疑肺癌怎么办

一、CT 结果疑似肺癌怎么办

是不是有身边的亲友、同事或熟人遇到过这种情况：因症状或因常规体检而做了胸部 CT，报告单赫然写着诸如“怀疑肺癌可能性”的情况？刹那间，你千头万绪却手足无措。

下意识地，你会一边查找医院，一边问百度医生。脑海里闪过的问题包括但不限于：发展到了什么程度？怎么治？需不需要穿刺、气管镜、手术、化疗等。胡思乱想之后一无所获，最后决定全部交给医生，可心里的各种小问号依然久久挥之不去。

然后，你恰好读到了这篇短文——对，我们就是想告诉你，当胸部 CT 怀疑肺癌的时候，你该怎么办？这时的你，需要解决两个重要问题。

第一，我到底是不是肺癌？第二，如果是，它进展到什么程度了？

问： 到底是不是肺癌？

答： CT 怀疑肺癌，最多算影像学诊断，但不能叫确诊，因为肺癌确诊的唯一金标准是病理诊断。什么是病理诊断？那就是通过一些手段从病变中取少许标本，病理科医生通过处理分析标本，在显微镜下看到癌细胞，出具病理诊断报告，才算确诊。当病理确诊肺癌，还是不够的。我们需要进一步明确是属于哪种类型的肺癌。肺癌最常见类型包括非小细胞肺癌（腺癌、鳞癌、大细胞癌等）和小细胞肺癌两大类。病理科医生会借助各种免疫组化分析来更细致的分型。不同的病理类型，后续的治疗会有所差别。如果属于非小细胞肺癌这一类，还需要进行基因检测分析，因为这对于指导用药至关重要。那么，用什么手段可以获取病理呢？医生会根据每一个个体肿瘤生长的位置特征和风险度，采取最适合的手段，如气管镜、肺穿刺、纵隔镜、淋巴结活检等。在手段选择上，医生将同时兼顾到确保病理组织获得的把握度、减少创伤及经济支出。

问：肺癌进展到什么程度了？

答：此时，仅凭借一份胸部 CT 是不够的。肺癌的生物学特征是会发生转移的。因此我们需要进行系统的全身检查，包括 PET-CT、头部 MRI、腹部 CT、颈部和锁骨上淋巴结彩超、骨扫描等。

综合上面的检查结果，我们才能够初步得到这个重要问题——肺癌分期问题的答案。

二、如何合理治疗肺癌

当患者和医生都获得了上面问题的答案，接下来可以讨论治疗了。医生将依据不同的病理类型、基因分型和分期，来选择最科学、最规范合理的治疗手段和药物方案。例如，手术、化疗、放疗、靶向治疗、免疫治疗、射频消融术等。治疗可能是单选题，也可能是多选题。但请记住，医生和你的目标是一致的，那就是首先追求治愈，其次追求最长生存以及更高的生活质量。所以假如你在整个诊疗过程中，如果感觉害怕不安，请多与医生坦诚沟通，相信你会有所收获。

读到这儿，你应该明白了如果 CT 怀疑肺癌应该怎么办，也对接下来要做的事情有了更清晰的规划。

（农靖颖）

有肺小结节是否需要做 PET-CT

一、什么是 PET-CT

很多朋友在检查后得知自己有肺结节后非常紧张，

问医生最多的问题之一就是：我用不用再做些检查，用不用做 PET-CT？

PET-CT 是将 PET（功能代谢显像）和 CT（解剖结构显像）结合在一起的一种检查，虽然现在的 CT 已经很清楚了，但是只能反映出肿瘤的形态及密度等特点，并不能反映肿瘤的活跃性。打个比方，我们如果经过公共场所的体温检测通道时，单看脸红不红不知道有没有发热，但是通过红外热像技术的成像（图 7），根据不同温度呈现出的颜色不同，就可以筛查出发热患者。

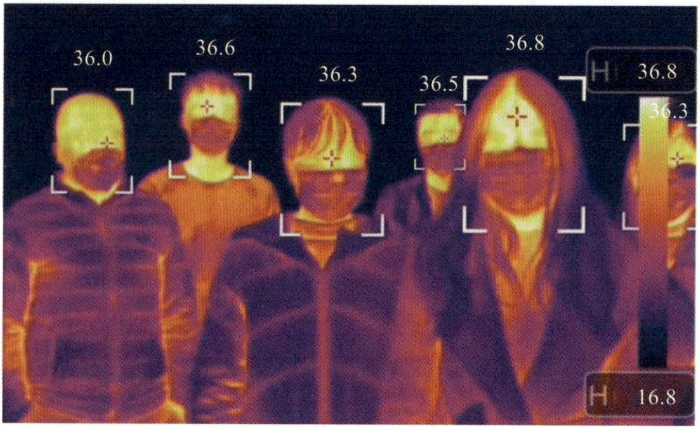

图 7　红外热像技术示意（单位：℃）

PET-CT 也是类似，检查前向受检查者体内注射一种示踪剂，叫作氟 [^{18}F]- 氟代脱氧葡萄糖，不同细胞对氟 [^{18}F]- 氟代脱氧葡萄糖的吸收不同，肿瘤细胞代谢旺盛，对示踪剂的吸收比正常细胞多，在病灶部位就会大量聚集，随后在显像上表现为亮度较高的“光点”。根据这些特点，便可以发现肿瘤病灶，可以说 PET-CT（图 8）是目前有关肺癌的影像学检查里最先进也是最昂贵的检查项目，氟 [^{18}F]- 氟代脱氧葡萄糖属于自费药。所以，导致此项检查需花费几千元且全部自费。

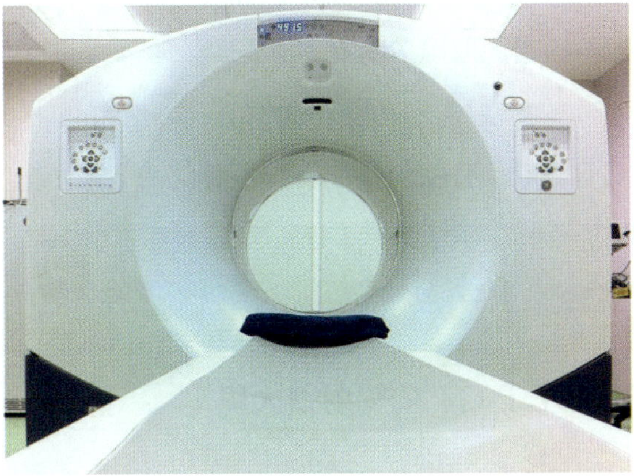

图 8　PET-CT 设备

回到刚才的问题：肺小结节患者需要做 PET-CT 么？肺小结节是指肺内直径＜2cm 的类圆形密度增高影。造成肺结节的原因很多，有可能是炎性假瘤、肺部感染、结核、真菌感染等诸多原因造成的，也有一部分是肺癌早期病变的表现。按照结节的密度，通俗地讲就是硬不硬，可以分为磨玻璃结节（非实性结节）和实性结节。

二、PET-CT 对诊断肺结节有什么用

这个要具体分析，对于不同的肺结节，PET-CT 的诊断效果是不一样的。

对于纯磨玻璃肺结节和≤8mm 的肺结节一般不推荐进行 PET-CT 检查。

对于不能定性的直径＞8mm 的实性肺结节建议进行 PET-CT 检查，以区分良恶性。

肺部多发性结节需要除外转移性肺癌的时候要做 PET-CT 检查，有助于鉴别转移性肺癌。

肺癌患者在手术前做 PET-CT 检查，可以诊断有无淋巴结和远处器官转移。

三、PET-CT 的辐射很大吗

患者接受一次 PET-CT 检查的辐射量是 10～30mSv，而从事放射职业人员照射限量为连续 5 年每年 20mSv 以下，任何一年中最多剂量不超过 50mSv，所以普通的患者每年做一次 PET-CT 是十分安全的，但是对于婴幼儿及孕妇还是不建议做此项检查，也不宜将 PET-CT 纳入健康体检，做完 PET-CT 的 24h 应尽量远离儿童和孕妇。

（钱　坤）

医生，我的肺结节又长了 1mm

一、肺结节，多大算大，多小算小

随着 CT 的普及，越来越多的肺结节被检查出来，可疑的肺结节需要定期复查，而在临床中大多数患者对于 CT 报告一头雾水，也常常因为复查后结节的微小变化惊恐不已。

那么我们今天就来聊一聊肺结节测量的规则，让那些因为 CT 报告的某些信息而十分焦虑的患者朋友们更加理性。

2017 年 6 月，国际 Fleischner 协会推出的 CT 影像上肺结节测量指南，推荐了标准化的肺结节测量方法，也有多条建议。

二、肺结节的测量方法

我们选出患者最关心的几点，答疑解惑。

问：肺结节是怎么测量的？

答：肺小结节（＜10mm）的直径由结节长短轴直径的平均值表示，而肺结节（＞10mm）则需要分别记录长、短轴直径。肺结节测量结果和平均值需记录为最接近的整毫米数，如 5.7mm，记录为 6mm。

问：报告中的微结节和不做直径描述的结节如何理解？

答：影像学报告中对肺结节（＜3mm）不需要测量，推荐用微结节描述。肺部多发性结节只需测量最大的或形态学最可疑的结节。所以，对于没有描述直径的结节大家不必过度紧张，微结节是不需要测量的。

问：携带外院胸部 CT 胶片咨询往往无法完成准确评估。

答：对比肺小结节（＜10mm）和结节中的实性成分需使用薄层影像（≤1.5mm）。这一评估需要在电脑系统阅片才能较为准确的完成，外院的胶片无法完成小结节的评估对比。所以请患者朋友们最好在就诊的医院行胸部 CT 检查。

问：医院是否可以做低剂量 CT？

答：除大规模的人群筛查外，日常工作中，所有肺部小结节的检查均使用常规剂量胸部 CT，正常情况下不会对健康产生危害，所以请患者朋友不必过度紧张。而对于低剂量 CT，过度降低辐射剂量，以及应用降低影像噪声的算法会对肺结节的测量产生较大影响。

问：肺结节有大小的改变怎么办？

答：当肺结节的平均直径增加或减少＞2mm（近似到最接近的毫米值）时可以确定肺结节大小有变化。对一些边界难以区分的结节，直径的细微改变不能可靠地反映结节大小的变化。所以敬告患者朋友不要因为结节的细微变化而恐慌不已，请咨询胸外科医生。

问：如何评估结节的生长？

答：判断结节的阶段性生长应根据最近一次的CT检查，但评估结节的长期生长时，推荐与更早的检查进行对比，以增加对比的可靠性。所以请您完整、完好的保留影像学资料，多次随诊复查最好固定在同一医院，方便从电脑系统调取和对比影像资料。

（张培龙）

手脚浮肿，竟是肺癌

一、四肢水肿的肺癌患者

男性患者，66 岁，不明原因出现双手、双小腿及双足明显水肿，同时伴有烦热、出汗的症状，患者求治于当地医院，先收入肾内科行全面检查，未能明确诊断，仅行对症治疗后好转出院。

可好景不长，很快患者再次出现同样症状，患者再次入当地医院行全身排查，这次住院胸部 CT 提示右肺占位，肺癌不除外，PET-CT 提示右肺上叶恶性肿瘤，考虑肺癌，未见远处转移征象。

手脚浮肿还未搞明白，怎么就又整出个肺癌，患者家属苦恼不堪，再三考虑后来到胸外科。

入院完善相关检查后，按照肺癌诊疗中心精准诊治流程先行肿物的 CT 引导下穿刺，加急病理结果第一时间回报考虑肺恶性肿瘤、腺癌可能，肺癌中心术前讨论：患者诊断明确，排查未见转移，患者手脚浮肿考虑副癌综合征，综合评估患者病情无手术禁忌，立即安排手术。次日患者行单孔胸腔镜下右肺上叶切除术联合纵隔淋巴结清扫术，手术历时两小时，一切顺利。

在术后三天的时间里，患者手脚浮肿消退迅速，再次用事实验证了术前诊断——肺癌、副癌综合征。术后，患者恢复顺利，也达成了回家过年的心愿。

下面我们通过照片（图 9 至图 11）来看看患者术后手脚浮肿消退的速度。

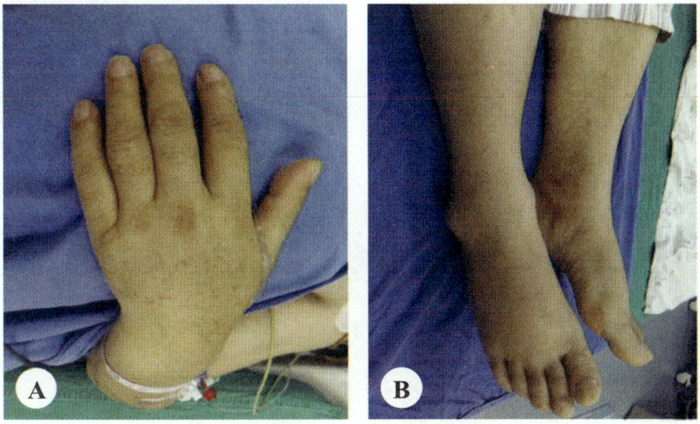

图 9　术前肿胀手脚的照片

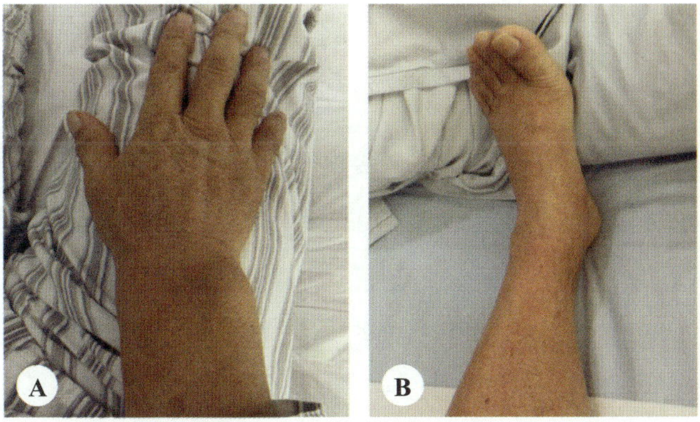

图 10　术后第二日照片

二、什么是肺癌的副癌综合征

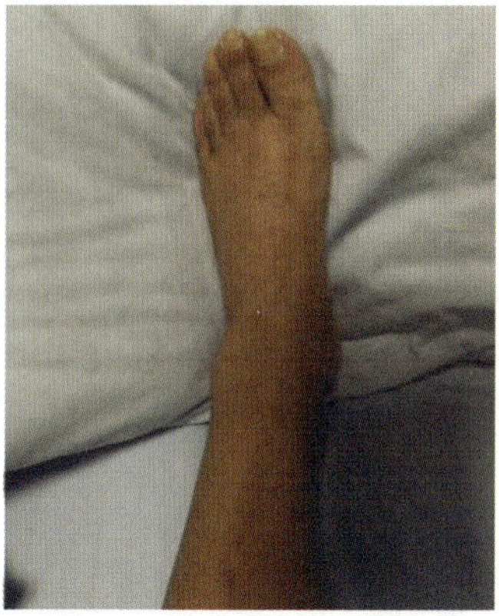

图 11　术后第三日照片

那么，什么是肺癌的副癌综合征呢？副癌综合征又有什么特殊的表现呢？

我们都知道肺癌的典型症状有咳嗽、咯血、胸痛。碰到这样的患者，我们会想到拍个胸部 CT，但有一些肺癌患者，早期临床表现却并不典型，如果我们忽视了某些细节，就有可能误诊或漏诊。

而副癌综合征是指肺癌非转移性胸外表现，与肺癌产生某些特殊的酶、激素、抗原、代谢产物等有关，其表现五花八门可涉及全身各个系统。例如，肺癌细胞产生的促肾上腺皮质激素，可以引起库欣综合征，出现满月脸、虎背熊腰及四肢消瘦等特殊体形，类似服用激素过多时的表现。部分肺癌患者被长期误诊为关节疾病，多因关节疼痛而就诊，最后行胸部影像学检查才确诊。这种由肺癌引起的关节病变，被称为“肺性骨关节病”。如果手指或足趾末节肿大，使手指或足趾看起来像鼓槌，临床上称为“杵状指”。下面我们来分类介绍一下副癌综合征。

（一）肥大性肺性骨关节病

临床以杵状指、广泛性骨膜新骨形成、关节疼痛、积液为主要表现。肺性肥大性骨关节病往往先于肺部症状数月或数年出现，多合并于肺癌。其病因学说较多，毒性物质被认为可能是引起本病的原因。大细胞肺癌、鳞癌、腺癌与肥大性肺性骨关节病密切相关，临床上，肥大性肺性骨关节病有时是肺癌早期的唯一症状，很大一部分患者被误诊为类风湿关节炎。

（二）男性乳腺增生

发病机制为异位促性腺激素分泌增多，与外周血中雌激素水平升高、雄激素水平降低，致使肺癌患者体内性激素失衡和紊乱，从而引起男性乳腺增生症状。合并异位促性腺激素的肺癌不多，大部分是大细胞肺癌。

（三）库欣综合征

库欣综合征是各种病因造成的肾上腺分泌过多糖皮质激素（主要是皮质醇）所致病症的总称。典型表现可有向心性肥胖、满月脸、高血压、低钾血症等。肺癌患者常在癌组织甚至血中检测到促肾上腺皮质激素（ACTH）升高，不断刺激正常肾上腺组织，使其分泌过多肾上腺皮质激素。小细胞肺癌或支气管类癌是引起库欣综合征最常见的细胞类型。

（四）抗利尿激素分泌失调综合征

抗利尿激素分泌失调综合征（SIADH），是内源性抗利尿激素分泌异常增多或活性作用超常，从而导致水潴留，尿排钠增多、稀释性低钠血症等临床表现的一组综合征。伴随水中毒症状的加重，甚至可能出现精神症状，如意识模糊甚至昏迷等神经并发症。患者血清钠低于 135mmol/L，严重者甚至低于 120mmol/L，尿钠高于 20mmol/L。小细胞肺癌与 SIADH 的相关性可以达到 75%。

（五）皮肌炎

皮肌炎（DM）首发症状通常为四肢近端无力，往往从盆带肌开始逐渐累及肩带肌，仅有 5% 的患者伴有肌肉疼痛或压痛。咽喉肌受累可发生吞咽困难；颈肌受累常见，可出现抬头困难，也可累及呼吸肌。皮炎可在肌炎前出现，或者伴随出现。典型改变包括眶周、口角、颧部、颈部、前胸、肢体外侧、指节伸侧和指甲周围的红斑和水肿，尤其常见的是上睑呈淡紫色色斑和水肿。后期呈现脱屑、色素沉着和硬结。

（六）高钙血症

主要存在于鳞癌，发生机制与异位甲状旁腺激素和其相关蛋白有关，也可由骨转移直接所致。研究发现，在没有骨转移的情况下，高钙血症发生率占 40%。许多肿瘤都可产生异位甲状旁腺激素，尤以肺癌发生率高。高钙血症的患者常表现为嗜睡、厌食、恶心、呕吐、体重减轻、精神变化。血钙在 3.5mmol/L 以上，切除肿瘤后血钙水平往往可以恢复正常。

（七）类癌综合征

类癌综合征的典型表现是皮肤、心血管、胃肠道和呼吸功能异常。主要表现为面部、上肢躯干的潮红或水肿，胃肠蠕动增强，腹泻，心动过速，喘息，瘙痒和感觉异常。症状多呈阵发性，机制为肿瘤释放不同的血管活性物质，包括 5- 羟色胺、缓激肽、血管舒缓素、儿茶酚胺、组胺等。常见于小细胞肺癌。

（八）神经肌肉综合征

神经肌肉综合征包括小脑皮质变性、脊髓小脑变性、周围神经病变、肌无力综合征（Lambert-Eaton 综合征）等。小脑皮质变性表现为急性或亚急性机体功能障碍，如两侧上下肢行动困难，动作震颤，发音困难，眩晕，但眼球震颤不常见，有报道称切除肺癌后上述症状自行消退。运动、感觉等外周神经病变时可有急性或亚急性发作。感觉或运动神经兼有受累主要表现为肢体感觉异常、疼痛、深部腱反射消失等。肌无力综合征与胸腺病变有关的重症肌无力不同，应用新斯的明等药物无缓解作用，但用皮质激素类可能有效。

肿瘤经治疗后消失或缓解时，其肌无力症状也随之缓解。具体发病机制尚不明确，但研究发现，这些症状与肿瘤的部位和有无转移无关，它可以发生于肿瘤出现前数年，也可与肿瘤同时发生，多见于小细胞未分化癌。

（九）皮肤病

有研究发现，肺癌还可以引起一些皮肤病，如黑棘皮症、剥脱性皮炎。黑棘皮症多见于成年人，男性发病率高于女性，可见于肺癌，与肿瘤同时发生占其 60%，先有皮肤改变后发生肿瘤者占 20%，表现为颜面皮肤灰黑、粗糙、逐渐发展到全身皮肤。剥脱性皮炎是一种以全身皮肤潮红、脱屑为特征的炎性疾病。另外，不明原因的瘙痒症，掌跖皮肤过度角化症，反复发作的湿疹、带状疱疹、鱼鳞癣也应警惕恶性肿瘤所致。

此外，也有研究发现，肺癌与硬皮症，栓塞性静脉炎，非细菌性栓塞性心内膜炎，血小板减少性紫癜，毛细血管病性渗出性贫血也有一定的相关性，当然这些副综合征的具体发病机制还有待进一步研究。

（张培龙）

这个肺癌，竟然不是“癌”

一、不是所有肿瘤都是癌

人们每每提到“癌”这个字往往就意味着恶性肿瘤，很多肺磨玻璃结节的患者术后病理报告多为“肺原位腺癌”，这一个“癌”字给患者甚至整个家庭带来了沉重的心理负担，尤其是对年轻患者的工作、家庭生活带来了诸多影响。现在这些患者可以松一口气了，根据WHO近期发布的肺肿瘤组织新分类，将肺原位腺癌剔除肺恶性肿瘤的范畴，与非典型腺瘤样增生一样，归入腺体前驱病变范畴，成为一种癌前病变。

WHO2021肺腺癌分型如下。

- 腺体前驱病变。
  - 非典型腺瘤性增生。
  - 原位腺癌。
- 腺癌。
  - 微浸润性腺癌。
  - 浸润性非黏液腺癌。
  - 浸润性黏液腺癌。
  - 胶样腺癌。
  - 胎儿型腺癌。

➢ 肠型腺癌。

二、什么是原位癌和微浸润性癌

原位癌是指癌细胞局限在黏膜上皮层或皮肤表皮层内，没有突破基底膜，没有侵犯或浸润周围组织，既不会扩散，也不会转移，因此危害较小，基本没有症状表现或症状不明显。其治疗一般也较为简单，通常是直接切除，术后不需要做化疗放疗，可以完全治愈，而且患者痛苦少，花费也少。

但是如果没有在原位癌阶段发现并切除而是任由肿瘤进一步发展，就会出现肿瘤向周围扩散，医学上叫作浸润，这时候就真的变成癌症了。扩散的范围<5mm，叫作微浸润性癌。微浸润性癌接触血管的概率相对还是较低的，或者虽然侵犯到血管，但是由于“实力不济”，往往还不足以出现转移。所以微浸润性癌的治疗方法仍然是尽早进行手术干预，术后往往也不需要放化疗，只要切除得干净，术后5年生存率几乎为100%。

当癌症继续发展，破坏力就很大了，这时它已经具有相对稳定的血管的供应，不但肿瘤会迅速增长，体积逐渐增大，还有可能沿着血管和淋巴管发生远处转移，即使手术切除也不能达到100%的治愈率，往往术后需要配合进行药物治疗或放疗。

同时根据癌细胞转移扩散的程度不同，患者的治疗难度也会有明显不同。相对于原位癌和微浸润性癌患者，此时患者的预后相对就会差一些。

（钱 坤）

癌症也会“夫唱妇随”

一、两个特殊的肺癌患者

胸外科这天收治了两个特殊的癌症患者，特殊点在于，他们竟是一对夫妻，而且是在同一次体检中双双发现的肺癌。

C 先生今年刚满 60 岁，为事业打拼奉献辛苦半生，终于要退休，可以和家人共享天伦之乐了。于是相约妻子 B 女士去做一个全身体检。体检报告一出来，两人就急忙来到胸外科门诊就诊，原来夫妻双方的胸部 CT 均查出了肺部占位，很可能是肺癌。通过仔细询问两人病史并查阅胸部 CT 后，我们认为两人肺部占位均考虑肺癌可能性大，建议及早行手术治疗。

C 先生的病情较复杂，右上肺实性结节，大小约 2.1cm × 1.6cm（图 12A），同时左肺还有多发磨玻璃样结节（图 12B 和图 12C，结节大小分别为 2.4cm × 1.6cm 和 1.6cm × 1.4cm），均考虑肺癌。完善全身 PET-CT 评估分期证实了没有出现远处转移。B 女士的病情则相对简单一些。左上肺胸膜下可见一个磨玻璃结节病灶，大小约 1.6cm × 1.0cm（图 12D），考虑早期肺癌可能性大。

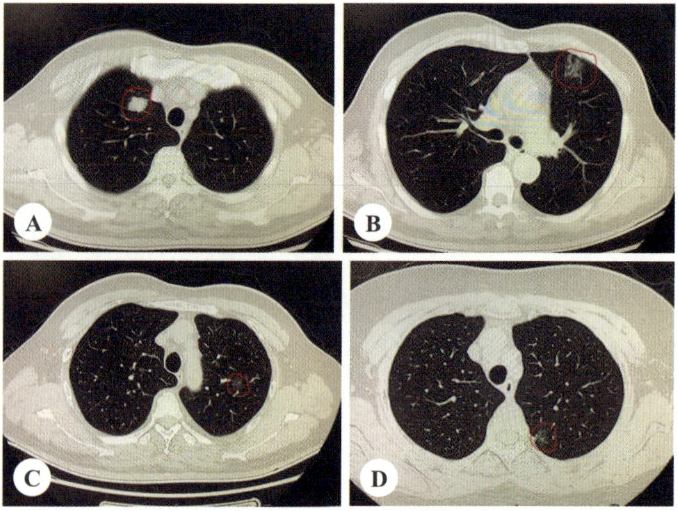

图 12　胸部 CT

经过手术团队的精心准备后，夫妻两人在同一天分别接受了全麻下单孔胸腔镜手术，具体分别为单孔胸腔镜下右肺上叶切除 + 纵隔淋巴结清扫术（C 先生），单孔胸腔镜下左上肺尖后段切除术 + 纵隔淋巴结采样

（B 女士）。切口均长约 3.0cm，伤口予免拆线美容缝合（图 13）。手术非常成功。术后恢复顺利。

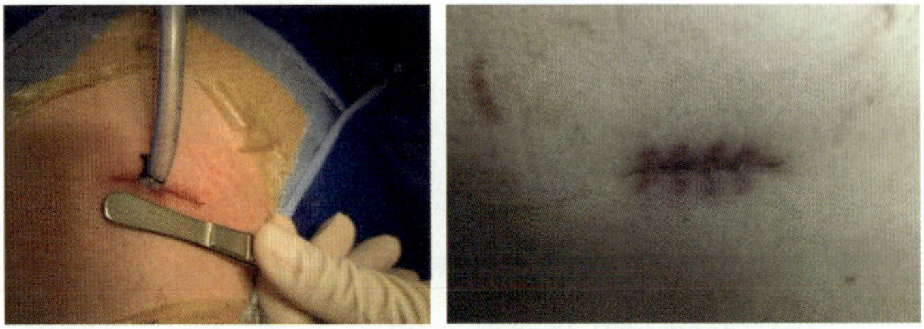

图 13　单孔胸腔镜下手术切口示意

术后 1 周，C 先生病理回报为浸润性肺腺癌，分期为 $pT_{1b}N_2M_0$，ⅢA 期。B 女士术后病理则为微浸润性肺腺癌，病理分期为 $pT_{1a}N_0M_0$，ⅠA 期。于是为 C 先生安排了肺癌基因检测，很幸运的是结果有 *EGFR21* 外显子 *pL858R* 突变，可以匹配靶向药。目前口服靶向药辅助治疗，无用药相关不良反应，C 先生在规律复查的同时观察左肺病灶的变化情况。B 女士因为病理分期较早，不需要术后辅助治疗，只需定期复查。

C 先生和 B 女士夫妻双双患癌症，这种情况即可称为“夫妻癌”，即夫妻双方同时或先后患同种组织器官或不同组织器官的癌症。

C 先生和 B 女士结婚 30 余年，夫妻关系和睦恩爱。C 先生有吸烟史，吸烟指数约为 300（吸烟指数 = 吸烟

年数 × 日吸烟支数，>400 为肺癌高危因素），并且夫妻两人没有从事过长期接触粉尘或有毒有害物质、放射性物质的工作。那么他们患夫妻癌的原因是什么呢？

二、癌症在家人中传染的原因

夫妻癌不仅限于肺癌，还可见于消化系统肿瘤（如胃癌、结肠癌等）和生殖系统肿瘤（如乳腺癌等）。据统计夫妻癌以消化系统肿瘤最多见，这也佐证了生活习惯、生活环境与癌症之间的关系，同时佐证了夫妻癌的发生有一定的必然性。夫妻因长期共同生活，在不良饮食习惯和生活方式、有害环境、不良情绪、细菌和病毒感染等方面必然互相影响，趋于同化。

（一）不良饮食习惯和生活方式

夫妻之间在共同生活过程中逐渐影响对方的饮食习惯和生活方式，而趋于同化。不良的饮食习惯（如食用腌制食品、烧烤、霉变食物、饮酒等）与消化道肿瘤（如食管癌、胃癌、肝癌等）有一定关系，不良生活方式如吸烟（包括二手烟）、熬夜等与肺癌、前列腺癌等有一定关系。

（二）有害环境

夫妻二人长期共同居住在有害生活环境里，如阴暗潮湿、缺乏某种元素的环境等会引起人们免疫功能降低，抑癌能力降低；如居住在甲醛超标、暴露在放射性元素多的区域等可能直接致癌。

（三）不良情绪

研究证明，焦虑抑郁状态与癌症的发生有一定相关性。紧张的夫妻关系或夫妻之间负面情绪的互相影响会降低夫妻双方免疫功能，增加患癌概率。另外，夫妻一方患癌后，另一方往往要承受较大的精神压力，可增加其患癌风险。

（四）细菌和病毒感染

目前已知的致癌病毒有乙型肝炎病毒和丙型肝炎病毒、人乳头状瘤病毒（HPV）、EB 病毒（人类疱疹病毒 4）、成人 T 细胞病毒、幽门螺杆菌等分别与肝癌、宫颈癌、鼻咽癌、白血病、胃癌等有一定的关系。而这些病毒多具有一定的传染性，所以增加了夫妻二人共同患病甚至家庭聚集患病的可能性。

综上，夫妻一方患癌，另一方患癌的风险将会增大。但是我们也应该知道癌症并无传染性，夫妻之间也无遗传关系，所以夫妻癌的发生有一定的必然性，也有一定的偶然性。不用过分担心癌症会“夫唱妇随”，关键在于预防。

三、如何预防夫妻癌

前面，我们介绍了何为“夫妻癌”，这里我们再介绍一下如何预防“夫妻癌”。

（一）摒弃不良饮食习惯，养成科学生活方式

“夫妻癌”的主要原因在于相同的不良生活方式。所以夫妻之间应互相监督提醒：①摒弃不良饮食习惯如避免高盐高脂饮食，减少腌制烧烤等食物的摄入，不食用过期甚至霉变食物，避免过量饮酒，应增加蔬菜、水果及优质蛋白食物的摄入；②培养科学的生活方式，如戒烟、规律睡眠、早睡早起、多参加体育锻炼。

（二）加强情绪管理，保持良好心态

夫妻之间应相互理解支持，互相鼓励，共同面对工作生活中的诸多不顺，共同努力维持家庭环境的欢乐气氛和幸福感，降低负面情绪对自己及家人的影响。如果夫妻双方中有一方患癌，另一方应积极调整自己的精神状态，必要时可寻求亲人或专业医生的帮助，以使自己维持一个坦然、积极乐观的心理状态。正确对待疾病，树立信心，不仅有利于对方疾病的治疗，而且有利于自己的健康，降低患癌概率。

（三）改善家庭生活环境

长期居住在阴冷潮湿的生活环境，缺乏某种元素的地区及放射性元素暴露的地区会降低人的免疫功能，从而增加患癌风险。所以条件允许的情况下应改善或搬离这种生活环境。尤其要注意的是新房装修导致甲醛超标，

也是致癌因素之一，所以装修时应挑选符合国家标准的材料，而且新房装修后不要着急入住，应加强通风并晾置一段时间，待测试甲醛不再超标后再入住。

（四）防治病毒、细菌感染

上述可致癌病毒、细菌中有些是可以通过疫苗接种预防的，如乙型肝炎病毒、HPV 等；如果不幸发生感染，应去正规医院接受专业治疗，如乙型肝炎病毒和丙型肝炎病毒可经正规治疗后转阴，幽门螺杆菌感染后可经过正规的足疗程治疗后达到根治，另外必要时需进行适当隔离，以保护另一方及其他家人。

（五）坚持定期全面体检

众所周知，癌症的防治重点在于“三早”：早发现、早诊断、早治疗。而要做到“三早”，关键在于定期体检，尤其是对于＞45 岁或有患癌高危因素的人群。

总而言之，“夫妻癌”并不是一种疾病名称，只是因为患癌双方为夫妻关系而具有了特殊意义。我们真正应该做的是摒弃不良生活习惯、加强情绪管理、改善生活环境、防治病毒细菌感染及定期体检，从而预防癌症的发生。如果不幸诊断了癌症，也应及时调整心态，积极到正规医院寻求正规治疗，形成对所患疾病的正确认识，并逐步树立战胜病魔的信心。

（田笑如）

得了肺癌能做穿刺吗

一、肺穿刺活检，会插破我的肺吗

一位肺部肿瘤的患者，在得知自己要进行“肺穿刺活检”的时候拒绝了医生的建议，原因就是人们常说的担心“扎破”肿瘤造成癌细胞扩散，那么穿刺究竟会不会造成癌细胞的转移或“刺激”肿瘤长得更快呢?

经过国内外许多研究证实，由于穿刺所造成的肿瘤细胞转移的概率是极其微小的，人体每天新陈代谢会产生很多不正常的细胞，这些细胞在没有变异或刚发展成癌细胞时就会被机体内的防御部队发现并消灭，因此即使由于穿刺使得少量癌细胞离开肿瘤也会很快被我们身体内的防御部队发现并消灭，由于穿刺造成肿瘤入血全身转移的可能性虽然不能说绝对没有，但是其概率是非常低的。

二、我们为什么误会穿刺

普通人所以有这样的认识主要有两个原因。

一是之前我们对于肿瘤全身检查的技术不够先进，不像现在有 CT、磁共振、骨扫描，甚至是 PET-CT，可以从头到脚将藏匿在身体内的癌转移灶统统扫描出来，所以穿刺后一段时间或手术后在别的部位发现癌转移病灶就怀疑是穿刺造成的。

二是由于以前的穿刺针结构比较简单，没有保护用的鞘管，容易“拔起萝卜带出泥”，鞘管就好比是圆珠笔的笔杆，穿刺针就是圆珠笔的笔芯，如果没有笔杆，单纯使用笔芯穿刺就有一定的概率使肿瘤沿着针道种植转移，尤其是反复穿刺的时候这种概率会增大，现在专业的肺穿刺都会采用同轴套管技术，这样还有一个好处就是减少反复穿刺带来的血气胸的风险。

病理对于肿瘤患者的意义非常重要，不但能确定良恶性，还能区分恶性程度，随着精准治疗时代的来临，肺癌靶向治疗和免疫治疗的选择都有赖于病理，因此主治医生建议做穿刺活检的时候请患者放心，这是一项相对安全的检查。与此同时医生也会严格掌握肺穿刺的适应证，只有在必需的时候才会施行这项检查。

确诊癌症后，该不该告诉患者

从事肿瘤治疗的一线医生，经常会收到一些癌症方面的咨询，其中很多人会问：“医生，我的亲人确诊为XX癌了，我要不要告诉他真实的病情？”

在生活中，如果不幸被确诊为某种癌症后，医生绝大多数都不太可能直接告知患者本人，而会先告知患者的亲属，因此亲属便不得不面对很现实的问题：要不要把事情告知本人？或者该怎样把真实的病情告知给患者本人？因为每个人所处的生活环境、对疾病的认识程度，以及心理承受能力等各方面都存在不同，所以患者家属的告知方式也不尽相同。

有的家属之所以选择不告知实情，是担心本人在得知后出现一些负面情绪，轻者紧张焦虑，对之后检查及治疗抵触；重者情绪失控，崩溃甚至放弃治疗及产生轻生的念头。因此部分家属出于对亲人的保护会选择不告知本人实情，而是自己默默承受。

也有一部分家属选择告知或有选择性的告知本人实情，他们认为患者本人拥有知情权，其本身拥有了解并支配自己身体的权力，得知真实病情后，本人会更好地配合治疗，并充分安排好今后的时间，不给自己留下遗憾。

那么每个人在遇到这个问题时都会有自己的思考与权衡，那么请做出您的选择，选择本身并没有标准答案，但毋庸置疑的是每一次选择的背后都是对亲人深沉而厚重的爱。

（赵　昕）

外科治疗篇

手术前患者能做什么

亲爱的患者，当医生查房后告知明天手术时，我相信你们会很紧张，心里有许多疑问，想问又不知道从哪开始问，下面我们来介绍一下患者方面的术前准备事项。

一、术前饮食

手术前一日中午可正常进食，晚餐请食用清淡易消化的食物，原则上手术前，成年人应常规禁食 8～12h，禁饮至少 4h。但具体手术时间受多方面因素影响，不能提前确定。因此，我们常规指导您晚 9 点以后不进食任何食物（包括坚果、蛋糕等零食），晚 12 点以后不饮水。如果您有高血压等慢性病，不能停药，请先询问护士或医生，我们会及时告知您手术当日如何服药。

在您等待手术时，我们都会给您静脉输注补液，如您有低血糖或其他不适请及时告知医生或护士。

对于有食管相关疾病及重症肌无力的患者，因手术需要，我们会遵医嘱在手术当日早晨给您留置一根胃管，请听从护士指导，并予以配合。

二、备皮

手术前一日，护士会为您刮去手术区域的毛发，以保证手术的无菌，防止手术时，因毛发原因造成伤口污染。

三、配血

为了保证胸外科手术过程中的安全，医生需要为手术患者提前在输血科预约红细胞和血浆，以备不时之需，因此在术前一天，护士会给您抽一管静脉血，用于配血。一般来说，手术过程顺利，大多数患者治疗过程中不需要输血，不需要过于紧张。

四、沐浴

我们建议您手术前一天晚上洗澡，然后换上我们给您准备的干净病号服。洗澡时不要搓挠皮肤，预防跌倒，并注意保暖。年龄较大或行动不便的患者，可在护士或护理员协助下进行擦浴。

五、休息

术前您需要好好休息，尽量放轻松，保证充足的睡眠，如果您紧张的睡不着，可以告知我们，医生会为您开镇静催眠药助眠。

六、术晨准备

手术当日请摘下首饰、义齿、眼镜及所有随身物品，脱去内衣裤及袜子，只穿上干净的病号服，如有贵重物品请交由家属保管，排净大小便后等待手术。

七、准备用物

请您自备吸管少许，纸巾、湿纸巾和便器，其他用物和术前一样，无须特殊准备。

八、术前签字

手术前一天您的主管医生会跟您和家属手术谈话，具体的时间请您听从医生的安排，并提前通知家属到达，因手术、急诊等原因，医生到达时间，可能会比约定时间延后，需要患者和家属理解，请耐心等待。

（吴雅涵）

肺部手术前为什么要戒烟

研究表明，包括肺癌和其他癌症、心脏病及肺部疾患在内的 25 种危及生命和健康的疾病与吸烟有关，每年死于与吸烟有关疾病的人数达 350 万人。临床工作中，我们会建议每一位准备接受肺部手术治疗的吸烟患者提前戒烟，但仍有患者不以为然，甚至偷偷把烟带进病房。

有人甚至说抽了几十年的烟，临手术前戒那么几天会有用吗?

一、为什么肺部手术前要戒烟

（一）影响麻醉效果，增加麻醉风险

吸烟者术中心血管和肺部并发症发生率是正常人群的 2～5 倍。风险具体表现为：①吸烟影响麻醉药物代谢；②烟草中有很多成分可以升高血压、心率，增加全身血管阻力，影响氧代谢，增加心肌梗死、脑梗死的风险，且可导致术中出血量增加；③吸烟可使患者气道反应性增加，导致术中气道痉挛，出现窒息的风险。

另外吸烟患者的尼古丁依赖可引发术后痛觉过敏，导致吸烟患者术后伤口痛觉敏感，常需要加强镇痛治疗。吸烟时间越长、术前戒烟时间越短，患者痛觉过敏越明显。

（二）吸烟增加患者术后并发症风险

我们呼吸道黏膜上有一种叫“纤毛”的结构，纤毛的工作是通过来回摆动来清除呼吸道里的痰液和灰尘等脏东西，而长期吸烟者的纤毛运动减弱甚至瘫痪，使痰液不易排出。同时，焦油能直接刺激呼吸道产生黏液，增加痰液的量及黏稠度，痰液本身可滋生细菌诱发肺部感染。另外，黏稠痰液可堵塞气道导致肺不张、呼吸困

难，诱发或加重肺部感染，甚至呼吸衰竭，需要行气管镜吸痰甚至气管插管呼吸机支持呼吸。

长期吸烟患者多数都合并不同程度的低肺功能、慢性支气管炎症、肺气肿等。这些合并症会增加肺部手术后肺部并发症的风险。

（三）影响手术伤口愈合

吸烟可延迟手术伤口愈合。其机制主要是长期吸烟导致的微循环改变及一氧化碳血红蛋白血症，组织氧供减少。还可能与吸烟降低免疫功能、影响上皮形成、降低伤口及时愈合所需的介质水平等有关。

二、术前多长时间开始戒烟最合适

吸烟者最好停止吸烟至少 2 周，并进行呼吸功能训练。研究表明，术前戒烟≥4 周可将术后肺部并发症发生风险降低 23%，而术前戒烟≥8 周可将术后肺部并发症发生风险降低 46%。因此准备接受肺部手术的患者还是应该尽早戒烟，戒烟时间越长，外科预后越好。积极鼓励所有患者术后恢复期仍坚持戒烟，以利于术后康复。

吸“二手烟”同样能带来上述风险，因此建议患者家属为了患者及自己的身体健康应该尽早戒烟。

（田笑如）

肺小结节治疗新科技

一、肺小结节的外科治疗有哪些

近年来，随着人们的生活水平和健康意识不断提高，健康体检中胸部 CT 检查逐年普及，发现的肺小结节也逐渐增多。此外，还有一些患者因为其他原因碰巧去做胸部 CT，也发现了肺小结节。肺小结节部分有可能是早期肺癌，这引起了很多人的担心，甚至是焦虑。

肺小结节，有的需要做手术，有的可以随诊观察。对于其中需要手术切除的结节，微创胸腔镜手术是主要的治疗手段，目前已经广泛开展。

胸腔镜微创手术，医生的手不能伸进胸腔，手术常用的方式是用直线切割缝合器，楔形切除结节就像切披萨饼，直来直去，会切除很多的正常肺组织，而且肺创面的缝合完全依赖于数十个甚至上百个钛合金材质的“订书钉”将伤口“钉”上，一台手术可能需要患者花上几万元，切过的肺组织会像包子褶一样产生皱缩，这些“订书钉”也无法取出。

虽然有上述缺点，直线切割缝合器手术很长时间以来仍是微创胸腔镜手术的主要方式。但是，有两种情况下的肺结节，用直线切割缝合器做局部切除有很大困难。

第一，位于较深部的肺小结节，由于距离肺门部位较近，无法行局部切除，而不得不做整个肺叶或肺段切除。

第二，有些患者是一侧肺多发结节，应用常规直线切割缝合器会损失更多的正常肺组织，经常也需要做肺叶切除。本来一些非常早期的肺癌或良性结节做局部切除就可以，但是直线切割缝合器却必须切除更多的肺组织，给患者造成了额外的损伤。

二、激光刀，一种肺切除新科技

近几年，首都医科大学宣武医院胸外科率先开展了一种新技术：2μm 铥激光适型精准肺切除术。在切除肺结节的同时，能够最大限度地保留正常肺功能，避免了不必要的肺叶切除，而且手术费用仅为传统手术的 1/3 左右，最重要的是术后体内不含任何金属置入物，剩余的肺可以自由的延展呼吸。

科幻电影《星球大战》系列中的一种十分炫酷的兵器——激光剑，成为许多人梦想中的绝世武器，如今随着激光技术的发展，胸外科医生手上的这项黑科技即 2μm 铥激光（俗称激光刀），经过国内外胸外科专家的多年探索与不断改进，已经日趋成熟，并不断挑战“订书钉”在胸外科领域的主导地位。

曾经有一位患者，在右边下肺的正中长了一个结节，大小接近2cm，按照以往技术，必须做手术切除整个肺叶才能切除这个结节，但是患者是一个京剧武生演员，为了自己的职业生涯，需要保留肺叶，只切除结节。辗转几家医院后，来到我科。手术中，我们采用了2μm铥激光技术，在肺表面打了一个隧道，到达肿瘤位置，完整切除结节，并成功保留了结节所在肺叶。回家休息1个月后，患者回到舞台继续他精彩的京剧演出。

随着2μm铥激光技术的广泛开展，许多这样的患者术后都保留了很好的生活质量，继续从事热爱的工作。宣武医院胸外科作为国内唯一一家铥激光培训基地，两年来完成了上百台激光刀手术，既取得了丰富的学术成果，也为患者节省了大笔的费用。

（王若天）

做胸腔镜，要打几个孔

一、微创手术要打几个孔

越来越多的肺磨玻璃结节被发现，其中部分患者的结节继续随访显然已经不可取，他们来门诊寻求治疗方案，对于磨玻璃结节治疗方法一般首选手术—胸腔镜微创手术。

患者经常会问到一个问题："你们的微创手术打几个眼儿？"

是的，这个问题可以很专业，可以讲到很多方面。下面我们就简单介绍一下这几种手术切口的差别。

1990 年年底，电视腔镜技术的发展和腔镜切割缝合器的临床应用促成了电视胸腔镜外科手术（VATS）的诞生。我国一批胸外科医生及时抓住了这一学科发展的新动向，于 1992 年将其引入国内，完成的手术从简单的胸膜活检、肺活检、肺大疱切除、肺楔形切除逐渐走向较为复杂的胸腺切除、食管切除及肺叶切除等，手术的入路从最早的三孔（个别甚至四孔）、两孔，再进步到如今的单孔。可以说如今的单孔胸腔镜技术在某些中心已经完全成熟，可以熟练完成几乎胸外科的所有手术，这在过去很难想象。我们可以说：胸腔镜微创手术开孔数目的变化体现了微创手术的不断进步和提高，技术的不断娴熟使外科医生能够在更小的切口、更非常规的操作角度下完成越来越复杂的手术。

通过图 14 体会一下胸腔镜四孔到单孔的直观感觉。

单孔胸腔镜手术切口 3～4cm、完全不撑开肋骨，如此美观微创的切口，完全腔镜下实施精准的解剖性肺

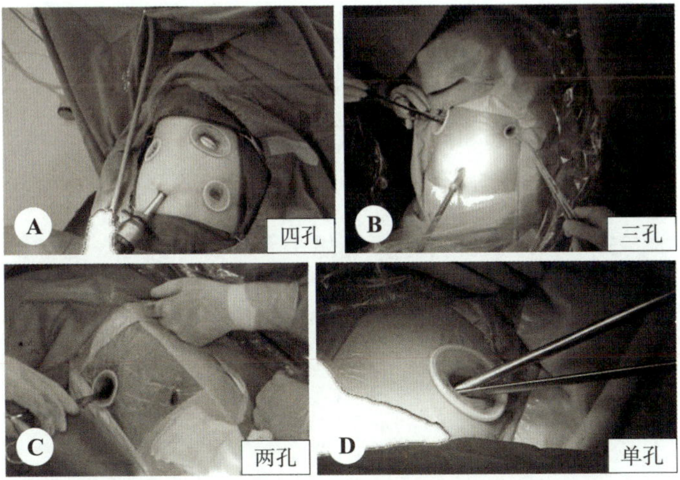

图 14　胸腔镜四孔到单孔的演变

叶切除、肺段切除，以及系统肺门、纵隔淋巴结清扫术。与三孔、两孔相比，单孔 VATS 切口进一步减小，进一步降低术后切口疼痛，缓解胸壁麻木，手术中还原开胸下的视角，尤其对上纵隔的显示具有明显的优势。同时加快患者术后恢复，缩短术后住院时间。

二、单孔胸腔镜手术是否安全

单孔手术完全能够达到肿瘤手术的各个要求，无论手术切除的范围还是肺癌系统淋巴结清扫的要求。单孔胸腔镜手术也并不会增加围术期死亡率和并发症率。

单孔胸腔镜考验的是医生的技术和经验，以及要求特殊的手术器械，并不增加手术耗材及药物，因此虽然手术费用稍有增加，但是幅度并不大，而且手术费用医保可报销，平均总住院费用在 6 万～8 万元。

综上所述，单孔胸腔镜手术已成为胸外科的常规手术方式。该术式的开展，优化了手术操作流程，有效的减少了手术创伤，进一步降低了患者的痛苦，同时并不明显增加患者的费用，为患者提供了另一种选择。

（张培龙）

除瘤保肺：早期肺癌治疗新选择

一、单孔胸腔镜精准肺段切除

2019 年底，在京工作的 C 先生在一次胸部 CT（图 15）常规体检中发现了肺部出现磨玻璃结节，C 先生自己在网络上查阅各种资料发现：肺磨玻璃结节有肺癌的可能性。这让 C 先生焦虑万分，辗转反侧几日无法安心入睡，到了医院要求再次行胸部 CT 检测，再次复查一次胸部 CT 提示磨玻璃结节依然存在。去过的几家医院都建议行手术治疗，C 先生很是犹豫，难以做决定。后到某三甲综合医院胸外科就诊，接诊的医生看过胸部 CT

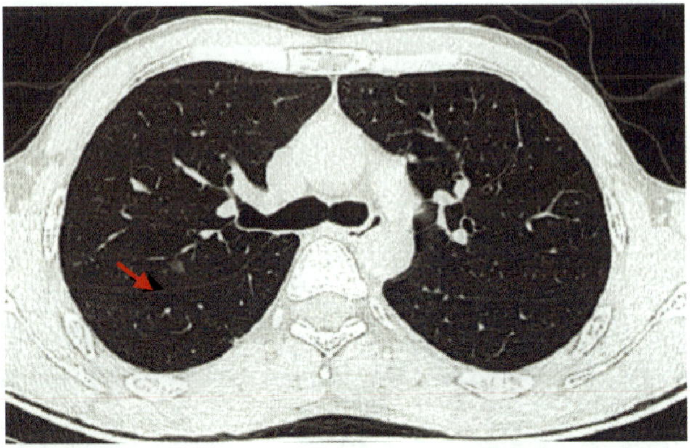

图 15　胸部 CT

后建议患者行手术切除，并细致的询问了患者最担心的事情：原来 C 先生目前比较年轻，才三十几岁，上有老下有小，事业上升期，担心做完手术影响自己的生活和工作。

胸外科医生告诉他，如果把人的肺比作大树，那么肺叶就像树干上的大枝干，肺段则是大枝干远端的小枝杈。以前对于肺部病变的治疗，即使是肺段的病变，也是切除整个肺叶。胸外科对该类疾病的手术方法不断改进，从传统肺叶切除到肺段切除，最大限度地保留了患者的肺功能，同时切除手术仅仅需要 3cm 左右的孔就能完成，创伤小、术后恢复快，能达到和肺叶切除一样的效果。之后，C 先生放下了后顾之忧，和家属商量后决定住院行手术治疗。住院后对患者的 CT 图像进行了血管及支气管三维重建（图 16），清晰显示出肺结节的位置，医生精准规划出结节位置和肺段切除的范围，以确保患者的手术效果。

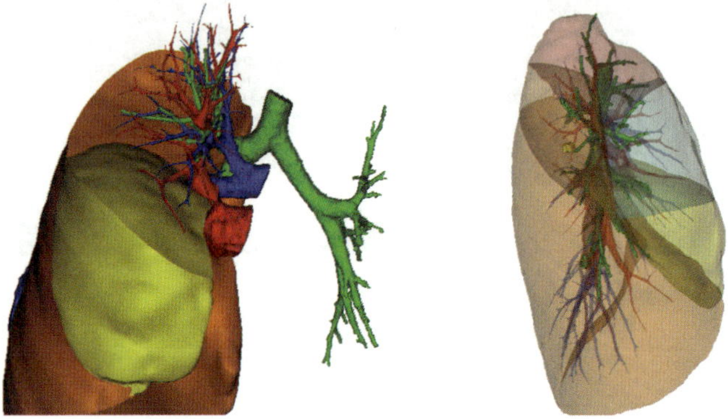

图 16　肺部三维重建

二、如何做到真正意义上的微创

手术中，医生根据术前手术规划，顺利将该肺段切除。术中冰冻病理报告提示原位腺癌，清扫的肺内淋巴结、纵隔淋巴结都没有转移，术后病理证实为ⅠA1 期，通俗讲就是极早期的肺癌（属于癌前病变范畴）。术后患者恢复顺利，术后第 3 天拔除胸腔闭式引流管，第 4 天出院。医生指出：随着人们健康意识的提高和胸部 CT 的普及，越来越多的肺部结节被发现（特别是 45 岁以上有吸烟史的高危人群），这些结节中有一部分是癌前病变或早期肺癌，这种情况通过手术治疗，可以达到治愈。单孔胸腔镜可以做到精准肺段切除，做到根治的同时最大限度地保留正常的肺功能，实现真正意义上的微创。

（王腾腾）

定海神针：肺癌射频消融术

一、什么是 PRFA 技术

经皮射频消融治疗（PRFA）（图 17）是近年来开展的微创治疗中晚期或因各种原因不能手术的原发性肺癌和转移性肺癌的新技术。PRFA 治疗配合放疗和化疗为肺癌的治疗提供了一种新的治疗手段。

肺叶切除和纵隔淋巴结清扫是治疗早期非小细胞肺癌（NSCLC）的标准术式。然而，外科切除在合并症、肺功能差和高龄的患者中受到限制。PRFA 针对患者人群包括：①高龄不能耐受手术的周围型早期肺癌患者；②因心肺功能差不能耐受手术的周围型肺癌患者；③不愿意接受手术的周围型早期肺癌患者；④肿瘤距离大血管或较大支气管在 1.0cm 以上的患者；⑤肺部转移瘤，数目＜3 个或直径总和＜10cm 的患者；⑥既往曾经接

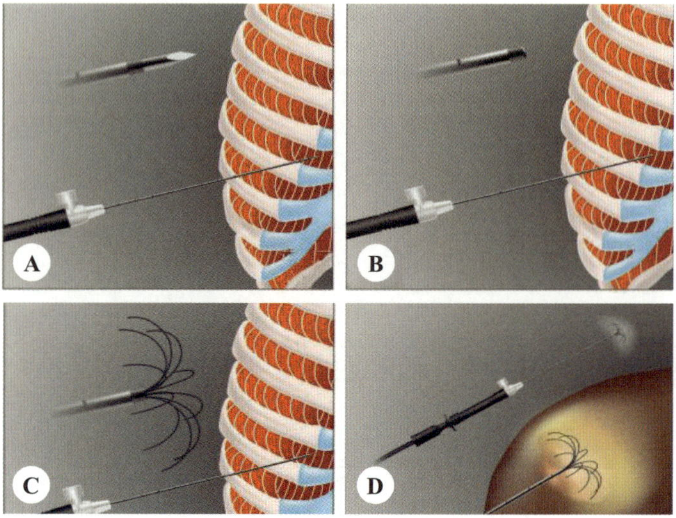

图 17　经皮射频消融治疗示意

受过肺叶切除或全肺切除手术，难以接受第二次肺部手术的患者。

上述人群接受经皮射频消融治疗，有较大的优势。

射频消融是对靶肿瘤施以频率 460～500kHz 的射频电流使肿瘤组织内的极性分子处于一种激励状态，发生高速震荡摩擦而产生热能。温度达到 39～40℃可使癌细胞停止分裂；41～42℃可杀死癌细胞；45～50℃会造成细胞内的蛋白质变性、脂质层溶解、细胞膜破坏、组织细胞凝固性坏死；80～90℃可有效地快速杀死局部肿瘤细胞，同时肿瘤周围的血管组织凝固形成一个反应带，不能继续向肿瘤供血，有利于防止肿瘤转移。

这就如同在肿瘤所在的部位内放一把火，而刚好通过高温，仅烧死了肿瘤所在区域内的细胞，对于周围的组织及脏器，则没有伤害。

经皮射频消融治疗一般是通过体表穿刺进行的。介质是一种很细小的金属针。

通过 CT 等影像设备的配合定位，医生会把这种很细小的穿刺针，释放到肿瘤所在的部位，然后打开一个像伞一样的多针极，达到肿瘤的边缘，然后通过计算机等相关仪器，让每个针极通过高频震荡，达到平均 90℃的温度，进行灭瘤治疗。

而整个治疗过程中，患者其实并没有太多的不适症状，只要配合医生，保持一个舒服的体位，仰卧或俯卧。因肺脏没有痛觉神经，所以只要通过局部注射麻醉药物，无须全身麻醉，患者就能够耐受整个手术操作；而且创伤仅是一个很小的针孔，患者术后一般只需要静卧 2h 就可以正常行走进食；术后 24h 复查，如果没有出现气胸等并发症，就可以出院了。

二、PRFA 术后的恢复情况如何

肿瘤在患者术后 2～3 个月内可能会有轻度增大，有部分患者会在肿瘤周围产生毛玻璃状改变，这都属于正常现象。

但是随着时间的进程，坏死的肿瘤组织会逐渐被吸收，部分患者的肿瘤会表现为轻度缩小，部分患者会出现空洞性改变（图 18）。

经皮射频消融治疗在肺部恶性肿瘤治疗中的局部控制作用，已经得到大量的临床证实。有大量的中晚期肺癌患者，通过此手术获益，而且其最大的优势，是手术治疗后并没有改变患者的生活质量，这是经皮射频消融治疗独有的特点。但经皮射频消融治疗仅仅是肺癌治疗

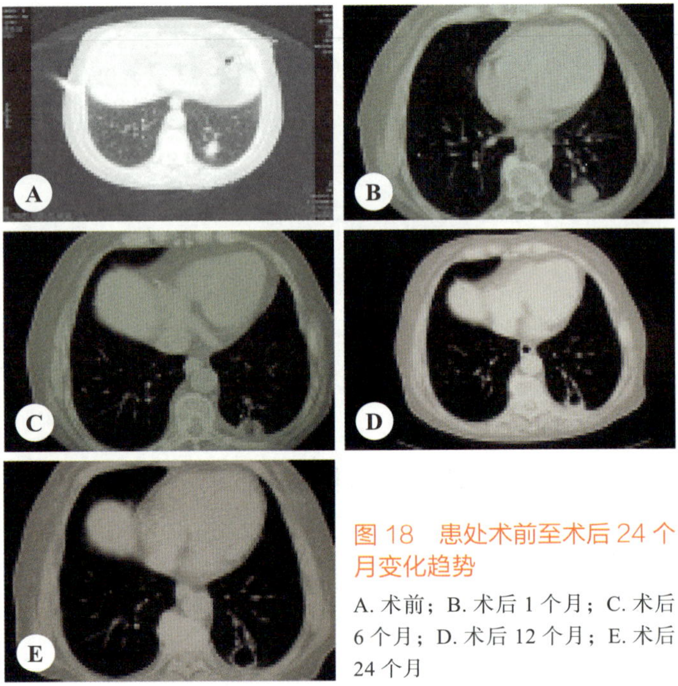

图 18　患处术前至术后 24 个月变化趋势

A. 术前；B. 术后 1 个月；C. 术后 6 个月；D. 术后 12 个月；E. 术后 24 个月

的手段之一，并不能完全取代外科切除手术作为早中期非小细胞肺癌的标准治疗。同时，经皮射频消融治疗后的患者，也需要定期随诊、复查，并配合医生，采取必要的全身化疗或靶向治疗等手段，才能更好地达到延长生存期的效果。

（刘　磊）

手术中如何找到肺小结节

随着胸部 CT 的广泛应用，越来越多的肺小结节被发现。其中很多结节是早期癌或癌前病变。这些结节往往以“磨玻璃影”的形式表现在 CT 影像上，其中直径 1cm 以下的结节占有很大的比例。不少患者会好奇外科医生们是如何在手术中找到这些体积小且位置不尽相同的小结节。下面我就简单地把现在胸外科常用的结节定位技术给大家做介绍，让广大患者了解一些我们的诊疗手段。

一、医生是否能用手摸出肺小结节

这是最基本肺结节寻找办法。有经验的医生会根据术前 CT 检查，以及一些体表标志在手术中凭借手感触摸肺表面寻找结节，但胸部手术开始后，肺是像气球一样萎缩下来才可以进行操作。这就会使得肺结节的位置与 CT 影像上有所不同。而且对于位置较深的肺结节，确实很难从肺表面触及。这就需要其他的技术和设备。

二、术前 CT 如何辅助定位

术前医生通过 CT 辅助，在要切除的肺结节附近做“特殊标记”，包括注射荧光染色剂、放置金属定位针、留置金属弹簧圈及生物定位硬化胶等。这些标记可以让外科医生很容易从手术中找到结节的位置。上述方法各有千秋，而我院目前最常采用生物硬化胶定位方法，该方法快捷安全经济且定位较准确。不足之处是有少数的患者会有定位后的干咳表现。

利用术前 CT 影像结合电脑软件，模拟规划出患者的肺部解剖立体结构。这种方法可以完全个体化的呈现出每个患者的肺结节所在的准确位置，以及周围血管气管等重要结构的关系，以确保手术切除范围的精确和安全。当然，外科医生们通常是占用自己的下班休息时间完成这项操作，除了专业的知识，还要精通相关电脑软件的应用。

利用术前 CT 规划路线，手术中支气管镜可以在“导航”下准确找到病灶位置并用特殊染色剂标记（图 19）。

这种方法安全准确，但由于技术和设备要求较高，国内只有规模很大的胸外科治疗中心才具备这样的技术。

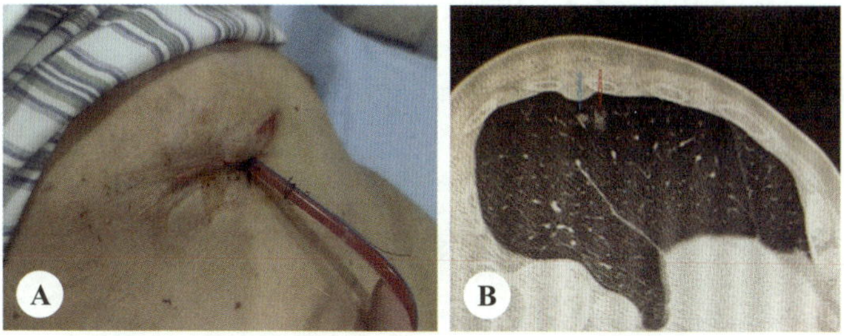

图 19　经磁导航支气管镜引导注射

三、术中 CT 如何辅助定位

术中 CT 这项技术可以在手术过程中精准的定位，但这不仅仅是要求配备术中 CT，更要求手术室的条件为非常先进的杂交手术室。国内只有很少数的医院有这样的条件。

病魔高一尺，医道高一丈。总之，胸外科医生将会依据患者情况使用最适合的方法和手段为广大患者解除病痛，让那些威胁人民群众生命健康的“肺结节”无处遁逃。

（李元博）

一箭双雕：剑突下单孔胸腔镜技术

一、退休老人的困惑

患者 H 是一名退休老干部，长期注重身体健康。在最近的一次体检中，胸部 CT 平扫发现其肺上有一小肿物，同时纵隔内也有一个病灶。这可急坏了患者 H，在家人的陪同下，求诊于市内多家三甲医院。有的专家建议其先处理肺部病灶，半年后再处理纵隔病灶；有的专家建议其先处理纵隔病灶，半年后再处理肺部病灶；还有的专家建议其采用多个切口同时处理两个病灶。患者 H 年事已高，对于五花八门的手术方案举棋不定，担心自己的身体无法承受多次手术的创伤。

一次偶然的机会，患者 H 来到了某医院胸外科。在充分了解患者 H 的医疗诉求之后，该医院胸外科团队制订了经剑突下单孔胸腔镜入路（图 20），一次手术解决两个不同部位病灶的医疗方案。经过两天的术前准备，患者 H 接受了该手术，整个手术历经 2h，术中出血仅 5ml，术后第 2 天患者 H 便可下床适度活动，术后 4 天即痊愈出院。如术前评估所预测，术后病理证实纵隔病灶为胸腺瘤，肺部病灶为早期肺癌。剑突下单孔胸腔镜技术完美地解决了此类特殊胸外科患者的医疗难题。

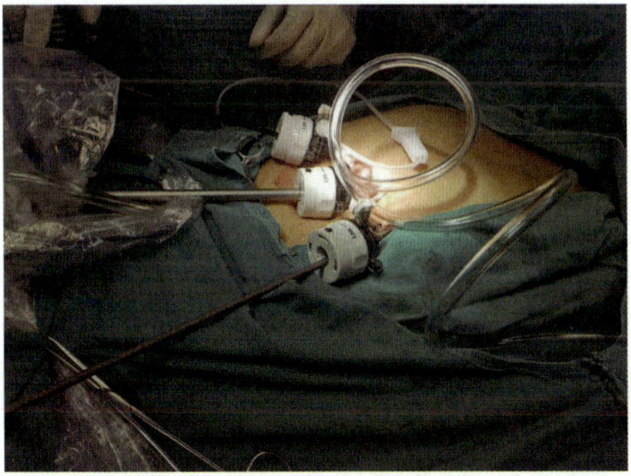

图 20　剑突下单孔胸腔镜示意

单孔胸腔镜通常是在第 4 或第 5 肋间做一个 2～3cm 的切口，虽说是微创，但不可避免地会对肋间神经造成压迫和损伤。导致术后切口部位的麻木和疼痛。

二、剑突下单孔胸腔镜手术适合哪些患者

剑突下单孔胸腔镜手术是近年来微创胸外科领域重要的创新之一。剑突位于胸骨的最下端，为一软骨组织，切口位于此处可以巧妙地避开肋间神经的压迫和损伤，许多研究表明其可明显降低围术期和远期切口疼痛。

剑突下单孔胸腔镜技术适用于以下患者。

- 双侧肺磨玻璃结节，双侧肺大疱，可以通过一个切口处理双侧肺的病变。
- 单侧或双侧肺小结节合并纵隔结节，可以通过一个

切口处理多处病变。

- 前上纵隔肿瘤患者。

（张培龙　刘幸生）

肺癌患者胸腔积液怎么办

一、胸腔积液是什么

部分肺癌患者会在诊疗过程中出现胸腔积液情况。其中一部分是首次确诊肺癌的时候就合并胸腔积液，甚至是因为胸腔积液最先出现的症状而因此发现的肺癌。还有不少患者是随着疾病的进程逐渐出现了胸腔积液。那么，这些患者自然会问：是不是胸腔积液的出现一定代表肿瘤向胸膜腔转移了？出现胸腔积液我们该如何应对？

我们知道，约 10% 的患者在首次就诊的时候就有胸膜转移的情况，而这些患者也往往伴有胸腔积液。更多的患者是随着疾病的发展逐渐出现胸腔积液。对于胸膜转移而产生的胸腔积液，我们称之为癌性胸水。它的特点包括生长速度快，血性胸水多见，胸水肿瘤标志物升高等特点。

是不是肺癌患者一旦合并胸腔积液就一定是转移呢?

不是这样的。有的患者因病灶位于支气管腔导致气管阻塞出现肺不张，或者是阻塞性肺炎波及胸膜引起胸腔积液。也有的患者是因为营养状况稍差，蛋白低所致的胸腔积液。还有的患者合并结核或既往心功能不全、肝肾功能异常，也会出现胸腔积液。当然肺癌手术后胸膜的反应渗出增多也会有胸腔积液的产生。因此，出现胸腔积液不要惊慌，需要到医院由医生根据患者的情况做相应的化验检查进行鉴别诊断，这是非常重要的。明确了胸腔积液的性质和来源，才能有的放矢地进行治疗。

二、如何治疗癌性胸水

那么对于明确是肺癌原因引起的癌性胸水应该如何治疗呢?我们认为对于原发病的控制是最重要的，当患者经过诸如化疗靶向药物等全身治疗后，肿瘤得到有效控制，胸水大部分情况也会得到不同程度的缓解。因此对于胸闷症状不明显的患者，只要原发肿瘤在可控制的情况下，胸水一般不需特殊单独处理。对于终末期的肿瘤患者，其实也并不主张反复抽胸水，营养的不断流失反而会增加胸水的增长速度和整个身体的消耗程度。而对于大量胸水伴有症状的患者，由于影响肺功能和生活质量，对胸腔积液要给予一定的局部治疗。

我们常用的方法有胸腔引流术。就是将一个很细的软管一端置入胸膜腔内，另一端在体外接上一个无菌引流袋。这个小装置可以每天放出适量的胸腔积液，缓解胸水对肺组织的压迫，改善患者的肺功能和胸闷症状。此外，恶性胸腔积液生长速度快，极易在胸腔内形成分隔，从而影响引流效果；而随着胸腔镜微创技术的广泛开展，外科医生可以通过一个 2cm 左右的切口，将胸膜腔内的分隔打开，利于更好的引流。同时在胸腔内可灌注药物杀伤肿瘤，并且将脏壁层胸膜固定形成粘连减少胸膜腔空间，让胸水无处可长。因此，当肺癌患者出现胸腔积液，一定要及时就诊，医生会根据患者的不同情况给予个体化的治疗。

（李元博）

什么是微创胸外科手术

随着麻醉技术的完善、手术器械的改进、手术技巧的提高和围术期管理的进步，肺癌诊治朝着安全性、精准性和微创性的方向发展。“微创”理念是指某种技术的创口（外观创伤）最小和对全身（应激反应）影响最小（两个最小），“精准”理念是指某种技术对病灶（内在创伤）最大范围获取或清除的同时对脏器最大限度地保护（两个最大），由此提出术后加速康复外科（ERAS）的概念，即应用各种有效措施对手术患者进行干预，减少手术并发症，加速患者术后康复。

一、诊断技术

诊断技术包括经皮肺穿刺活检、经支气管针吸活检和胸腔镜活检等。

- 如果术中诊断有困难或风险很高，术前活检是合适的。
- 如果术前未获得组织诊断，在肺叶切除、双肺叶切除或全肺切除前就有必要行术中诊断（如楔形切除或针吸活检）。
- 支气管镜检查应该最好在计划好的外科切除手术中进行，而不是一个单独的操作；手术前单独的支气管镜检查对治疗决策来说可能是不需要的，而且增加时间、费用和程序风险；对于接受超声支气管镜（EBUS）/超声内镜检查术（EUS）分期的患者，如果没有现场快速细胞学解释，可能需要单独的操作进行评估。

二、治疗技术

治疗技术包括胸腔镜手术、经皮肺肿瘤热消融、经支气管肺肿瘤热消融。

2006 年 NCCN 非小细胞肺癌临床实践指南首次正式将胸腔镜手术列为在不违反肿瘤治疗标准和胸部手术切除原则的情况下可以作为早期非小细胞肺癌的可行的手术选择之一。2010 年 NCCN 非小细胞肺癌临床实践指南提出患者无解剖变异和手术禁忌证，在不违反肿瘤治疗标准和胸部手术切除原则，胸腔镜手术是非小细胞肺癌手术的一个合理的、可接受的术式。2015 年 NCCN 非小细胞肺癌临床实践指南认为只要患者无解剖学变异和手术禁忌证，只要不违反肿瘤治疗标准和胸部手术切除原则，就应认真考虑电视胸腔镜手术或微创手术［包括机器人辅助手术（图 21）］。

达·芬奇机器人是当今世界最先进的外科手术机器人。达·芬奇机器人辅助胸腔镜手术（Da Vinci robotic assisted thoracic surgery，RATS）的优势在于：三维视野下定位精确，手术姿态稳定；符合人体工学的手术器械，器械再定位容易，过滤手颤抖，移动度缩小，可完成精确的缝合和结扎。其劣势在于：切口多、术中缺乏大局观和触觉感、费用高、设备安装耗时等。

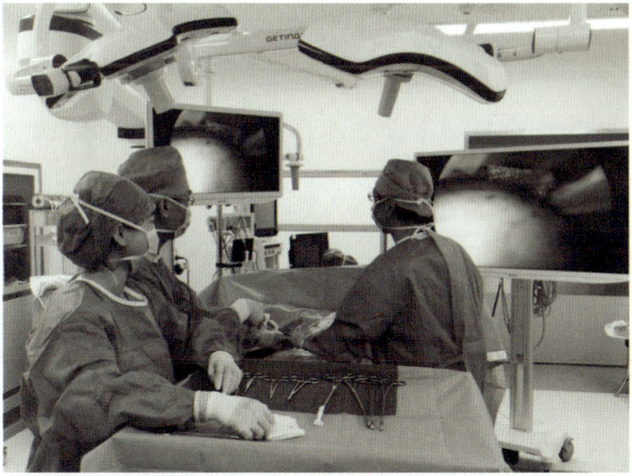

图 21　机器人辅助手术示意

2009 年 NCCN 非小细胞肺癌临床实践指南指出，不适合手术者可选择放疗、热消融如射频消融和冷冻疗法。主要用于早期非小细胞肺癌的根治性消融和中晚期非小细胞肺癌的姑息性消融。

总之，微创和精准这两大理念彻底改变了肺癌诊治的面貌，二者既相互独立，又相互依存，精准是微创的特殊形式，微创是精准的必然结果。

（刘宝东）

为什么微创手术是高风险特大手术

在与患者及其家属沟通病情及手术方案时，常常会听到这样的问题，大夫，不是说做微创手术吗，怎么还成了特大级手术了呢？还有这么大风险？

其实这个问题涉及 3 个概念，一是微创手术，二是特大级手术，三是手术风险。

一、什么是微创手术

其实，没有一种手术名称叫微创手术，微创是一种外科手术的理念，是临床医生利用腔镜等现代手术器械及相关设备，在不违反治疗原则的前提下尽可能减小对患者的手术创伤、缩短手术时间、降低患者的术后疼痛感，进而帮助术后患者尽早、快速康复。微创即意味着更小的伤口、更确切的止血、更轻微的疼痛感、更快速的术后康复。

在肺部手术中，胸腔镜及内镜切割缝合器的临床应用促成了胸部微创手术的新篇章，基本告别了长约 30cm 甚至还需要切除一根肋骨的大切口（图 22）。自 1992 年电视胸腔镜技术引入国内后，胸部微创技术发展迅速，手术入路也逐渐从四孔、三孔、两孔发展到今天日趋成熟的单孔，应用范围也已经涵盖肺癌、胸腺瘤、食管癌等几乎所有胸外科疾病手术。单孔胸腔镜手术仅需 2～3cm 的一个小切口，即可完成绝大多数胸外科手术，且绝大多数患者在术后第 1 天即可下地活动，术后第 3 天甚至第 2 天即可出院。

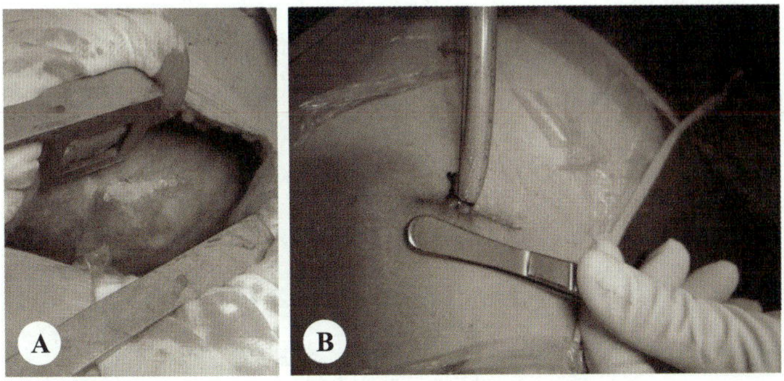

图 22　左为开胸切口，右为微创切口

二、手术如何分级

特大级手术也称为四级手术。我国《医疗机构手术分级管理办法（试行）》（卫办医政发〔2012〕94 号）第二章第七条规定根据风险性和难易程度不同，手术分为四级。

一级手术是指风险较低、过程简单、技术难度低的手术；二级手术是指有一定风险、过程复杂程度一般、有一定技术难度的手术；三级手术是指风险较高、过程较复杂、难度较大的手术；四级手术是指风险高、过程复杂、难度大的手术。

所以，微创手术不一定是特大级手术，特大级手术也不一定是微创手术。肺部切除手术由于其患病器官的特殊性、术中需要处理血管气管等的高难度性、麻醉的复杂性、围术期出现严重并发症的高风险性，使其多数归类为特大级手术，即四级手术。但随着医疗技术和医疗器械设备的进步，肺部手术逐渐实现了微创化。

临床工作中，做手术之前要重点评估手术的必要性和可行性。前者回答为什么要做手术，后者则回答手术能不能做。肺癌等肺部疾病的病情本身决定了手术的必要性，但手术风险的大小则决定了手术的可行性。

三、什么是手术风险

手术风险可以理解为在某手术的围术期有可能出现的和手术相关或不相关的危险甚至有危及患者生命的事件发生。它代表着患者在围术期要面临的可能发生的危险，如心搏骤停，心肌梗死、脑梗死等心脑血管意外，以及大出血、肺栓塞、皮下气肿、肺部感染、心律失常、呼吸功能衰竭后气管插管等，严重者可能导致患者死亡。肺癌手术相比其他手术的风险较高。例如，胸科术后脑梗死的发生率有研究报道为 0.6%，而在普通外科手术中的发生率为 0.08%～0.7%。在普通人群中，第一次脑梗死的死亡率约为 15%，而围术期脑梗死后的急性死亡率约为 26%。

那么手术风险有没办法降低呢？围术期风险可以通过一系列的风险管理降低，即使出现了严重的并发症，如果能得到及时有效合理的治疗，也能最大限度地降低对患者的损伤。具体包括：严格执行术前手术风险评估，包括心肺功能评估，合并症病情评估等，这可以合理筛选并区分适宜及不适宜手术的患者，为患者和患者家属评估手术的可行性提供参考，也为术中、术后并发症发生风险及处理提供预防性指导；多学科协作，尤其适于有严重合并症或系统性疾病的患者，可以通过会诊等请相关科室给予诊疗建议，有针对性的控制合并症及系统性疾病病情，从而使患者更安全地接受手术治疗；要积极借助先进医疗技术、医疗器械，规范手术流程，减小手术创伤，降低手术意外发生率，并通过完善围术期患者管理机制，尤其是术后患者的管理，通过及时、合理、先进的医疗手段尽可能地降低术中、术后并发症对患者的损伤。

四、这么麻烦，为什么还要做肺癌手术

首先是手术对于肺癌治疗的必要性。目前肺癌治疗主要是以外科手术为主的综合治疗，如果还有手术机会

且患者能耐受手术，手术仍是首选且为最主要的治疗方法。但是如果患者病情已经发展到晚期或患者身体条件差，无法耐受手术，则会退而求其次选择射频消融、化疗、放疗等保守治疗方法。

其次是手术的可行性。虽然肺部手术风险高、难度大、过程复杂，但可以通过上述一系列医疗干预手段得到有效控制，使肺部手术患者围术期发生危险或危及生命的风险事件的概率显著降低，从而使更多患者得以从手术中获益。

（田笑如）

微创介入治疗新手段：冷冻－热复合消融

一、微创治疗是未来发展的重要方向

关于肺癌的治疗，微创治疗是未来发展的重要方向，尤其是影像引导下的经皮消融技术，与传统的外科手术治疗、放射治疗、药物治疗等相比，具有创伤小、疗效明确、安全性高、患者恢复快、操作相对简单等特点。消融治疗技术主要包括射频消融、微波消融、冷冻消融、激光消融、高强度聚集超声消融等。

近年来，肺癌的消融治疗发展迅速，相较于射频、微波等消融技术，冷冻消融不仅具有实时观察肿瘤消融边界、减轻疼痛、多针适形性好等优势，还能激发抗肿瘤免疫应答，进一步加强抗肿瘤作用，而冷热多模态消融系统则集深低温冷冻消融和高强度热消融于一体。康博刀®复合式冷热消融系统是国内外首次实现集超低温冷冻与高强度加热于一体的肺癌治疗新方案。本技术创新性地在同一消融探针中实现了从 -196～80℃的超宽温度范围，突破了以往单一冷冻治疗或高温热疗的局限，结合了两者优势，患者耐受性更好。

康博刀®治疗肿瘤的原理如图 23 所示。

给予病变组织深低温冷冻（最低温 -196℃）和高强度加热（80℃以上）的物理刺激，冰晶生长致细胞膜和细胞器损伤，细胞脱水；微血栓形成，肿瘤组织缺血；低温诱发细胞凋亡；激发免疫，部分患者产生瀑布式的异位抑瘤效应。

二、临床实战

患者女性，68 岁。病史：2 年多前诊断右上肺癌伴骨转移，依据基因检测结果予阿法替尼靶向治疗 17 个月后进展，再次行基因检测并依据检测结果予奥希替尼 2 线靶向治疗 5 个月后进展，行化疗联合免疫治疗

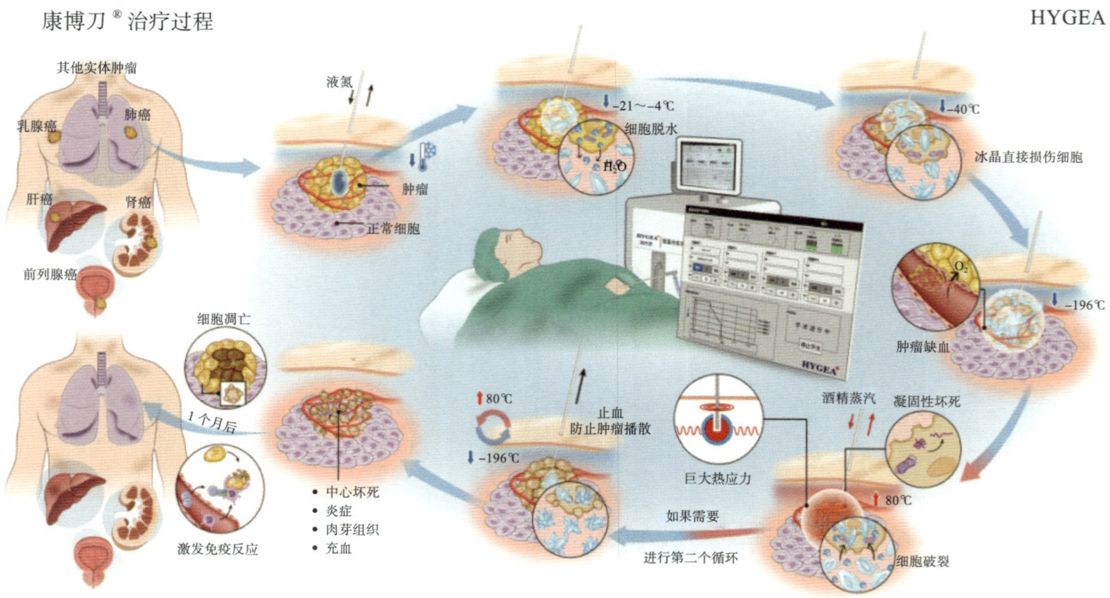

图 23　康博刀® 治疗肿瘤的原理示意

6 个周期，1 个月前患者出现刺激性干咳，复查胸部 CT（图 24）发现病灶较前变大，病情出现进展。病灶下部可见支气管分支穿过瘤体生长，考虑为患者咳嗽主要原因。

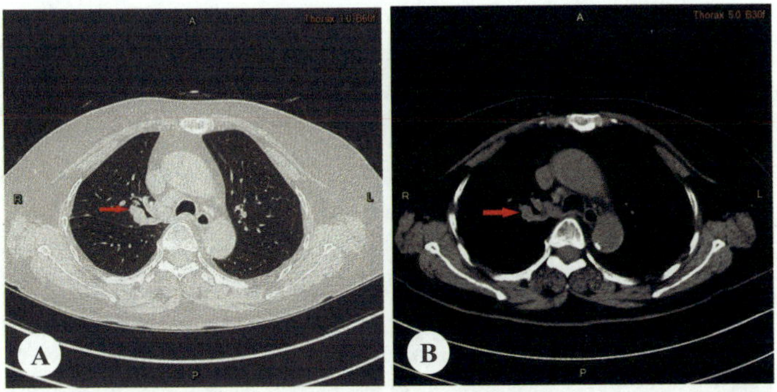

图 24　胸部平扫 CT（2022 年 6 月 28 日）：右上肺病灶较前增大，最大径约 3.7cm × 3.1cm

讨论决定：行经皮肺穿刺活检，行药敏检测明确最优 4 线治疗方案，同时行局部消融治疗控制病灶，为避免热消融刺激患者瘤体内气管分支，决定行康博刀®复合式冷 – 热消融治疗以达到局部控制病灶的目的。

术后复查：术后第 1 天复查胸部 X 线片（图 25A），右肺上肺野内可见团片状致密影，考虑肿瘤局部渗出改变。

患者术后出现发热，最高至 38.5℃，无咯血、胸闷、胸痛等特殊不适，抽血化验炎症指标轻度升高，示局部有炎症反应，予抗炎、补液等对症支持治疗。术后第 5 天（图 25B），体温降至正常，抽血化验炎症指标均恢复正常，复查胸部 X 线片见病灶周边渗出范围较前明显减小，右肺透过度较前明显改善。术后第 6 天出院。

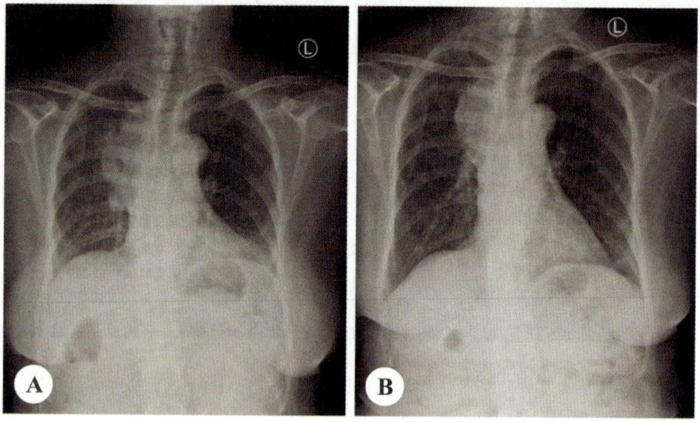

图 25　胸部 X 线片

康博刀® 复合式冷 – 热消融微创介入治疗的独特优势：① CT 或 B 超实时监测，消融边界清晰，无须全身麻醉，治疗更安全；②经皮穿刺治疗，靶向消融，创口“超”微创，患者恢复更快；③物理治疗，极低的副作用，可激发人体自身免疫，强化治疗效果；④可达更低制冷温度（–196℃），肿瘤消融坏死效率更高；⑤冷冻直接破坏细胞，并增加肿瘤细胞热敏感性，后续迅速升温，彻底破坏肿瘤，加热过程中产生的热应力也可进一步增加肿瘤机械损伤；⑥以无水乙醇为热媒，能在冷冻结束后加热升温至80℃，对肿瘤杀灭更彻底，并可消融穿刺针道，防止出血和预防肿瘤针道种植转移；⑦高强度加热可防止针道出血，以及针道的肿瘤种植。

CT引导下康博刀® 复合式冷–热消融微创介入治疗肺癌在该患者身上取得成功，达到了良好的效果，为今后临床医生制订治疗方案提供了更多选择，也为患者选择个体化的治疗方案提供了新的可能。

（田笑如）

“三维重建”，再造呼吸

一、什么是肺部“三维重建”

肺部“三维重建”是基于肺部薄层CT的肺血管、支气管三维重建技术，临床医生把患者薄层肺部CT结果导入三维重建软件，在电脑软件中细致的分辨出每一条支气管、动脉和静脉（图26）。因为每一位患者在解剖上都是存在差异的，所以个性化三维重建技术能够精确定位肺结节部位，确定靶段支气管、血管是否存在变异及其走行情况，术前三维重建可以显示肺段的解剖结

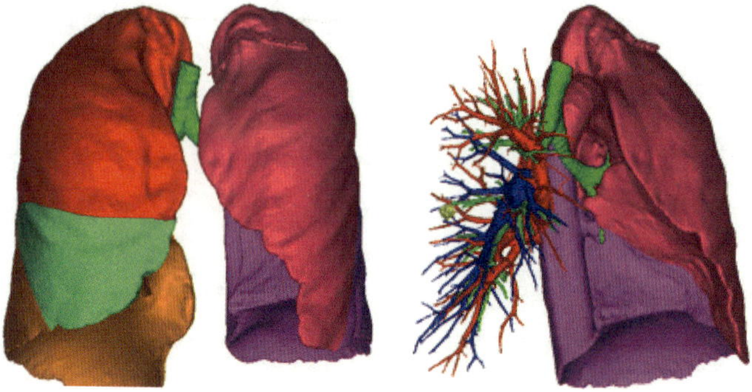

图 26　肺部三维重建

构以及肺段支气管、血管的变异，明确肺部结节的肺段归属，有助于制订手术计划、在指导术中识别靶段支气管、血管等方面具有重要价值。

二、肺部“三维重建”的优势有哪些

有的肺结节并非长在标准的肺段上或位置比较深，这时候三维重建技术可以更好地发挥它的长处，它能够在术前准确的确定肺结节所在位置，规划结节所在位置相邻的联合亚段或联合段切除，更好的保证切除范围，在保证安全切缘的前提下尽可能多的保留肺组织，并且使保留肺段充分发挥功能。

肺部“三维重建”技术能够对结节的肺段或亚肺段归属做出精确判断，根据结节与重建血管、支气管的关系，术前能够直观、准确的判断所需切除的肺段 / 亚段、切除范围和需保留的血管。对于医生来说，术前建立个体化肺结节三维模型有利于预演模拟手术，术中识别、定位肺动静脉、肺段支气管，为手术提供直观、准确的引导，缩短手术时间，提高手术精准性，减少出血，减少手术创伤，同时能降低并发症发生率，手术安全性高，利于患者术后早期恢复。

（王腾腾）

肺磨玻璃结节要做什么手术

近些年来，由于越来越多的磨玻璃结节（GGN）被检出，早期肺癌的病理学类型逐渐发生转变。日本临床肿瘤研究组（JCOG）于 2002 年开启了前瞻性、多中心、观察性的 JCOG0201 研究，目的是研究肺腺癌的影像学预测病理非浸润性的可行性，结果显示肿瘤长径≤2cm、实性 / 肿瘤比率（CTR）≤0.25 确定为非浸润性肺癌的影像学标准，无淋巴结转移、无脉管浸润的特异度可以达 98.7%。基于此项研究，JCOG 联合西日本肿瘤研究组（WJOG）陆续开展了 JCOG0804/WJOG4507L 和 JCOG0802/WJOG4607L 等一系列前瞻性的影像学指导研究，以探讨早期肺癌的最佳手术方式。Asamura 等报道了肿瘤长径≤3cm、CTR≤0.5 的肺癌患者术后 5 年生存率约为 97%。于是，肿瘤长径≤3cm、CTR≤0.5 的肺癌患者确定为局限性切除的候选者。随后 2013 年 JCOG 启动了针对肿瘤长径≤3cm、CTR≤0.5 的 JCOG1211 研究。

一、亚肺叶切除（楔形切除或肺段切除）

亚肺叶切除（楔形切除或肺段切除）：JCOG0804/WJOG4507L 是一项单臂、非随机、验证性试验，评估亚肺叶切除（楔形切除术和肺段切除术）在 GGN 为主型周围型（位于肺外 1/3）肺癌（肿瘤直径≤2cm，CTR≤0.25）中的有效性及安全性，研究的主要终点是 5 年无复发生存率。结果总体人群 5 年的无复发生存率达到 99.7%。

二、肺段切除或肺叶切除

肺段切除还是肺叶切除：JCOG0802/WJOG4607L 是一项多中心、开放标签、Ⅲ期、随机、对照、非劣效性研究，主要研究肺段切除术与肺叶切除术对小周围型 NSCLC 的非劣效性，研究的主要终点是 5 年总生存率。纳入标准：单发肿瘤（最大肿瘤直径为 2cm，CTR>0.5）、疑似 NCSLC、肿瘤中心位于肺野外 1/3、无淋巴结转移。探讨最佳手术方式，研究者从日本 70 家单位总共入组患者 1106 例，其中 554 例接受肺叶切除，552 例接受肺段切除。行肺门和纵隔淋巴结清扫，必要时进行术中冷冻病理诊断或细胞学检查，以确认切缘没有肿瘤细胞、淋巴结是否转移，还可以鉴定肿瘤病理亚型（包括微乳头和实性成分，以及气腔播散 STAS），当出现以上高危因素时，应进行扩大切除治疗。

术后，所有患者至少随访 5 年，前 2 年至少每 6 个月进行一次肿瘤标志物、胸部 X 线和肺部增强 CT，此后至少每 12 个月进行 1 次随访。所有患者中位随访时间为 7.3 年，肺段切除组的局部复发率（n=58，10.5%）显著高于肺叶切除组（n=30，5.4%；P=0.0018），两组复发模式相似。肺叶切除组死于其他疾病的患者多于肺段切除组，其中肺叶切除组有 31 例（6%）患者死于其他癌症，肺段切除组为 12 例（2%）。

此外，肺叶切除组死于呼吸系统或脑血管病的患者也略多于肺段切除组。两组第二原发癌的发生率相似（肺叶切除组为 15.9%，肺段切除组为 15.2%）。在主要研究终点上，肺段切除组 5 年总体生存率更高（94.3% vs. 91.1%，P<0.001）。而在次要研究终点 5 年无复发生存率方面，两组几乎完全一致，肺段切除组为 88.0%，肺叶切除组为 87.9%，均有近 12% 的患

者在 5 年内出现复发；术后 1 年肺功能方面，与肺叶切除术相比，肺段切除术仅为患者提供了 3.5% 的肺功能获益，未达到预期的 10%；局部复发方面，肺段切除组的局部复发率是肺叶切除术组 2 倍（10.5% vs. 5.4%）。亚组分析发现，几乎全部亚组均显示肺段切除能给患者带来更大生存获益，尤其在男性患者、年龄≥70 岁者、CTR=1 的肿瘤和非腺癌患者。

三、肺段切除

肺段切除 JCOG1211 也是一项非随机验证性研究，验证肺段切除术在临床 T_1N_0 期 GGO 为主型肺癌（CTR＞0.25 且≤0.5，而肿瘤最大径不足 2cm；或肿瘤最大径为 2～3cm，而 CTR≤0.5；可以位于肺内 2/3）中的有效性，研究的主要终点是 5 年无复发生存率。清扫肺门和肺内淋巴结，而不强制要求切除纵隔淋巴结。研究于 2015 年已完成入组，目前尚处于随访阶段。该研究的作者曾在 2021 年公布了部分（肿瘤最大径为 2～3cm，而 CTR≤0.5 的人群的有效性）结果，意向性肺段切除的 5 年无复发生存率达到 98%。

（刘宝东）

心脏病患者应如何面对胸科手术

一、胸科手术是否对心脏有风险

近年来，随着人们生活节奏和老龄化加快，心血管疾病发生率呈逐年升高趋势。大量心血管疾病的患友面临着胸科手术的抉择。如果做手术，患友们害怕术中、术后突发心脏疾病恶化；如果不做，胸外科本身的恶性病灶可能造成致命性的后果。面对两难抉择，我们的建议是：两害相较取其轻，在充分术前准备的情况下，选择微创的胸科手术方式。

在全球范围内，每年有超过 2 亿成年人接受非心脏手术，总围术期并发症发生率为 7%～11%，死亡率为 0.8%～1.5%。其中，高达 42% 手术患者的围术期死亡风险是由心脏并发症所致，主要包括心肌梗死、心律失常、心力衰竭、静脉血栓栓塞和脑血管疾病。一切恐惧均来自对事物的片面认识。在本文中，我们系统总结了对于非心脏手术患者心血管并发症风险的现有认识，以便病友们在胸科术前更好地了解自己的心血管状态。

ESC/ESA 指南将手术分为低危（＜1%，即皮肤科手术、口腔科手术及眼科手术等）、中危（1%～5%，胆囊切除术、颈动脉支架置入术、颈动脉内膜切除术、周围动脉血管成形术及血管内动脉瘤修复等）和高危（>5%，即主动脉手术、下肢血管再通或截肢、血栓栓子切除术、食管切除术、肺切除术及肠穿孔修复术等）。术后心血管并发症风险取决于手术风险和围术期相关因素，如损伤应激反应、神经激素水平和止血功能的改变、失血量、中心体温及液体转移。

二、胸科术后有哪些心脏并发症

心血管并发症是胸外科围术期死亡的第二大原因，最常见的是心律失常（特别是房颤）和术后心肌梗死。常见的术后心脏并发症如下。

（一）心肌梗死

3% 的高危手术患者会发生围术期心肌梗死。ACC/AHA 指南建议急性冠状动脉综合征患者需要延迟所有手术，急性心梗患者至少推迟手术 60 天。急性冠状动脉综合征患者胸科手术的时机主要取决于停用双联抗血小板治疗（DAPT）的风险和推迟手术病情进展的评估。对于慢性冠状动脉综合征患者，具有高危风险的患者需进行诊断性血管造影和血管再通术。尤其重要的是，不涉及左主干或左前降支狭窄的患者应先行非心脏手术，推迟冠状动脉疾病的有创疗法或仅行药物疗法。

（二）心律失常

心律失常在围术期颇为常见。儿茶酚胺应激、低血容量、心房牵张、缺氧和电解质紊乱均可能为诱发因素。房颤是最常见的持续性快速心律失常。术后房颤发生率为 3%～10%。持续性房颤患者术后发生卒中的一年绝对风险为 1.5%，而窦性心律患者为 0.3%。

（三）心力衰竭

心力衰竭是公认的围术其心血管事件的危险因素。Hamil 等研究表明，低左心室射血分数及液体管理不当的心力衰竭患者术后死亡率和再入院率高于其他患者。

在择期手术患者中，如果患者因近期急性冠状动脉综合征、失代偿性心力衰竭、严重心律失常或瓣膜病而出现病情不稳定，应在术前明确其病情并予以合理治疗。特别是瓣膜病，如严重的主动脉瓣狭窄未经过仔细的心脏评估，则应视为麻醉禁忌。有症状的严重二尖瓣狭窄患者应慎行择期手术。另外，在存在瓣膜反流的情况下，如患者体液容量控制得当，则较易耐受手术。

基于大量的临床试验提高了对围术期心血管风险的认识，围术期心血管检查只针对特定心脏疾病患者才能改善预后。在详细的病史和体格检查后，大多数患者不需要围术期心血管检查。对接受低风险的择期手术患者进行心脏负荷试验可能导致患者接受不必要的心内科干预而推迟手术。对有一个临床危险因素（糖尿病、肾功能障碍、卒中、心力衰竭及冠状动脉疾病）的择期手术患者应考虑进行围术期无创心电监测。轻至中度的心肌缺血患者可按计划行择期手术。

三、如何使用心血管药物

在围术期心血管药物的使用方面，服用 β 受体拮抗药可显著降低术后急性心肌梗死和快速型室上性心律失常的发生率，但也显著增加低血压和心动过缓风险。当前指南建议术前应用低剂量的选择性 β_1 受体拮抗药使静息心率达到 60～70 次 / 分。由于他汀类药物强力的降胆固醇作用，在术前长期服用他汀类药物可有利于术后机体功能的恢复。也有研究表明，他汀类药物可降低术后房颤、心肌梗死及卒中的发生率。ACEI/ARB 可明显改善心力衰竭和左心室收缩功能不全患者的相关症状和生存率，但术前使用 ACEI/ARB 可导致围术期低血压。因此，我们建议在术前 24h 停用 ACEI/ARB，并在术后第 2 天重新服用。目前多数学者认为围术期单独使用抗血小板药物如阿司匹林、噻氯匹定或氯吡格雷可以不停药。

我科一般建议在手术前 3～5 天停止服用阿司匹林，术后 8～10 天重新服用阿司匹林。双联抗血小板治疗是急性冠脉综合征患者二级预防治疗的基石。因此，术前停用双联抗血小板药物应根据患者的具体情况而定，必要时可推迟择期手术6个月。目前研究建议在择期手术前4～5天停用华法林，使INR自然下降。术前至少12h停用低分子肝素（LMWH），6h停用普通肝素（UFH）。如术晨INR＞2.0，考虑推迟手术或给予输注新鲜冰冻血浆，同时请血液内科会诊。

综上所述，积极的术前准备、多学科通力协作及微创的手术理念可以充分保证心血管疾病患者的围术期安全及术后心血管状态的稳定。绝大多数心脏病患友可以安心的接受胸外科手术治疗。

（刘幸生）

肺切除术后常咳嗽怎么办

一、术后总咳嗽，怎么回事

随着胸部CT的普及应用，越来越多的肺部结节患者接受了胸腔镜微创手术。但在患者术后的随访过程中，我们发现术后咳嗽是很常见的现象，多为干咳，也是很多患者顾虑的问题。为什么术前不咳嗽，手术做完反而容易咳嗽，甚至说话多一点儿或深吸气都会诱发咳嗽。在这里我向大家做一个解答，希望对广大患者有所帮助。根据我们临床经验，肺部术后出现咳嗽的主要原因如下。

- 肺部手术需在全麻下完成，麻醉所使用的双腔气管插管较普通单腔插管更粗，容易造成对气管黏膜不同程度的损伤，术后气道内黏膜敏感，高反应性会容易诱发咳嗽。
- 手术过程中，需对支气管进行游离切除，支气管的正常形态和角度也发生了相应的变化，呼吸的气流与术前不同，也就是气流紊乱，会在一定程度上刺激咳嗽。
- 胸腔内神经血管等解剖位置的改变也会造成影响，此外上叶切除的患者咳嗽发生率也高于下叶切除的患者。
- 微创手术用来处理支气管残端的缝线或金属缝合切割器，由于缝线或钛钉会留在支气管残端起到封闭的作用，它们对于支气管来讲属于“异物”，一些患者会因此产生排斥反应，出现咳嗽。
- 肺切除术后支气管内分泌物增多，尤其对于有吸烟史的患者，也会导致咳嗽症状。
- 拔管出院后胸腔内还可能会有残留积液，会对胸膜有所刺激从而产生咳嗽症状。

二、术后咳嗽，该怎么做

肺切除术后咳嗽我们应该怎么做？首先，放松心情，不要增加心理压力，摒弃“是不是手术没做好”或“是不是肿瘤又复发了”的念头。术后咳嗽往往有自限性，随着时间的推移症状会逐步减轻，一般 2～3 个月会有明显改善，半年后就很少发生了。其次，要重视围术期的肺功能锻炼，坚决戒烟。

术后加强肺功能的锻炼有利于肺的扩张和胸腔积液的吸收，使得胸腔内的环境再平衡再建立，良好的肺功能锻炼会加速恢复的进程。再者，在出院后尤其是术后一周到一个月这段刺激性咳嗽最重的时期，口服甘草口服液或复方磷酸可待因口服溶液等止咳药物可以很好地帮助患者缓解症状并提高术后生活质量。对于没有发热及咳黄黏痰等呼吸道感染症状的刺激性咳嗽，不需要常规服用抗生素。

相信大家对肺切除术后咳嗽有了初步的了解。当然，对于术后超过 2 个月咳嗽症状无缓解或逐渐加重，以及合并发热，憋气咯血等症状，还是要及时就医。

（李元博）

留置胸腔闭式引流管的注意事项

“护士，我身上这根管有什么用啊，带着管子怎么下床活动呢？”

临床上很多胸科术后患者都会放置胸腔闭式引流管，但很多患者对此管路有很多问题，下面介绍一下关于胸腔闭式引流管的一些相关知识。

一、什么是胸腔闭式引流

胸腔闭式引流又称水封闭式引流，胸腔内插入引流管，管的下方置于引流瓶的水中（图 27），利用水的作用，维持引流单一方向，避免逆流，以排出气体或液体，重建胸膜腔负压，使肺复张。

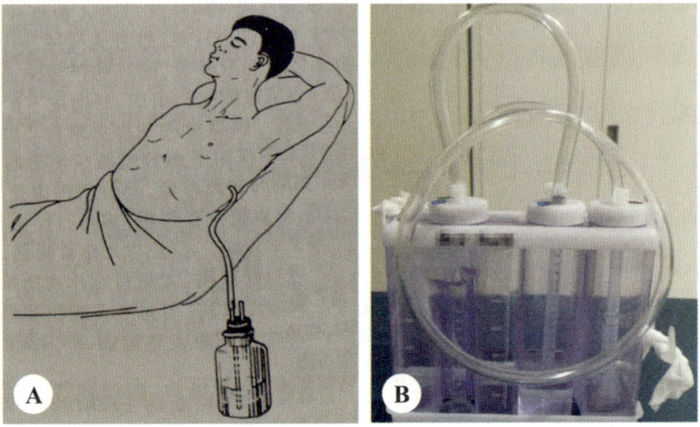

图 27　胸腔闭式引流示意（A）和胸腔闭式引流装置（B）

二、胸腔闭式引流的目的

- 引流胸膜腔内积气、血液和渗液。
- 重建胸膜腔内负压，保持纵隔正常位置。
- 促进肺复张，防止感染。

三、携带胸腔闭式引流管的注意事项

第一步：全麻术后 6h，我们会协助您采取半卧位（图 28），就是抬高床头 30°～60°，以利于呼吸和胸腔内液体向外引流，同时还可减轻伤口疼痛。

第二步：床上翻身、坐起时要注意保护引流管，避

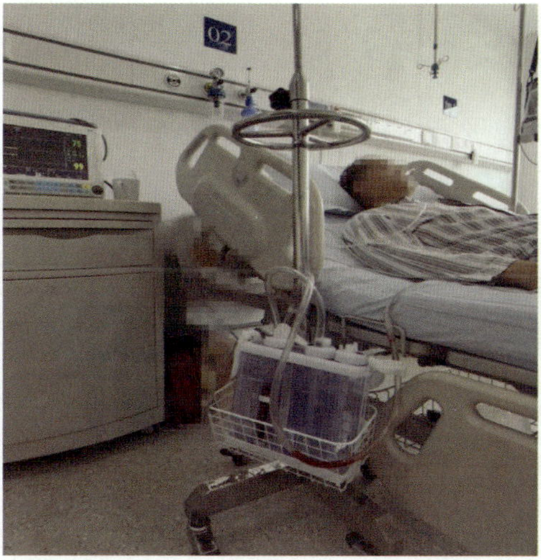

图 28　全麻术后 6h，半卧位示意

免滑脱、打折、扭曲、受压、脱出。若引流管从胸腔滑脱，应紧急压住引流管周围的敷料或捏紧伤口处皮肤，如图 29 所示。

若引流管不慎脱节，立即反折靠近胸腔一端（图 30），并即刻告知护士，护士会协助医生进一步处理。

第三步：下床活动时引流瓶要垂直放置，引流瓶位置应低于胸壁引流口平面 60～100cm，依靠重力引流，防止瓶内液体逆流入胸膜腔，切勿将引流盒提高或放于床上，造成逆行感染。

第四步：妥善固定引流管，将引流管置于安全处，妥善安置，避免意外踢倒。应从胸腔闭式引流管一侧

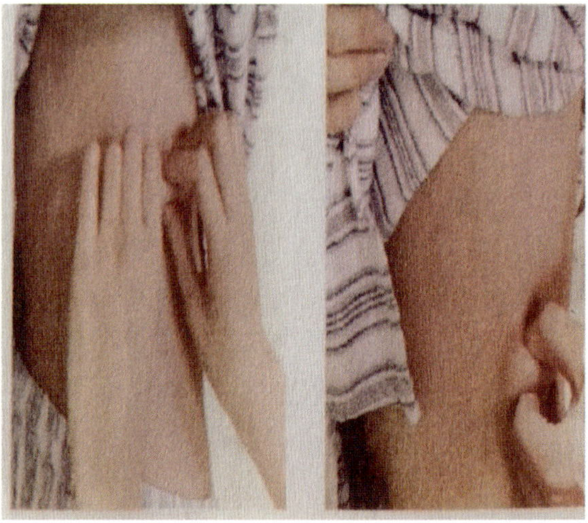

图 29　引流管从胸腔滑脱

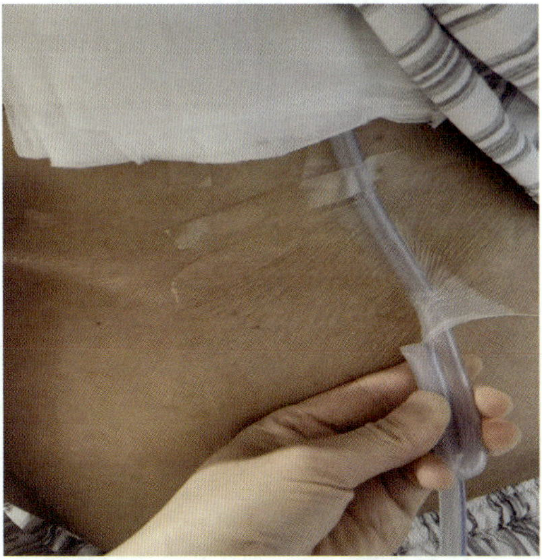

图 30　引流管脱节

下床活动，切忌将引流管跨越病床，避免管路过短造成脱管。为此我科专门为术后患者设计了移动输液架引流瓶放置筐（图 31），便于患者术后早期下床活动使用。

第五步：在您外出检查时，护士需用两把止血钳夹闭引流管，以防止胸膜腔内液体倒流，同时需要您用双手扶正引流瓶，不可倾斜（图 32），避免引流瓶内液体逆流，不能准确记录引流量。

以上是胸腔闭式引流管的一些相关知识，您了解了吗?

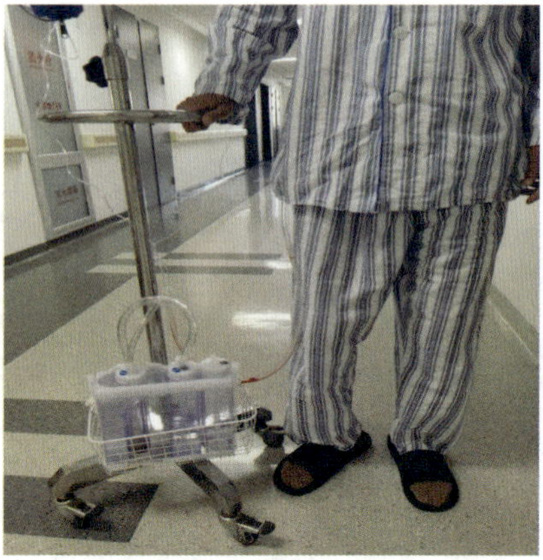

图 31　移动输液架引流瓶放置筐

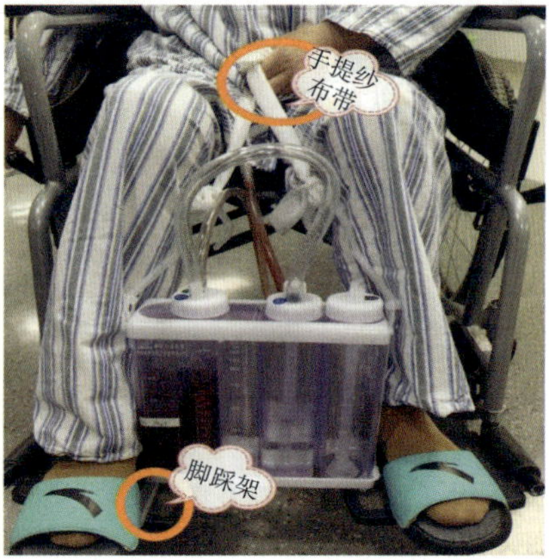

图 32　患者外出时须采取的措施

（李素静）

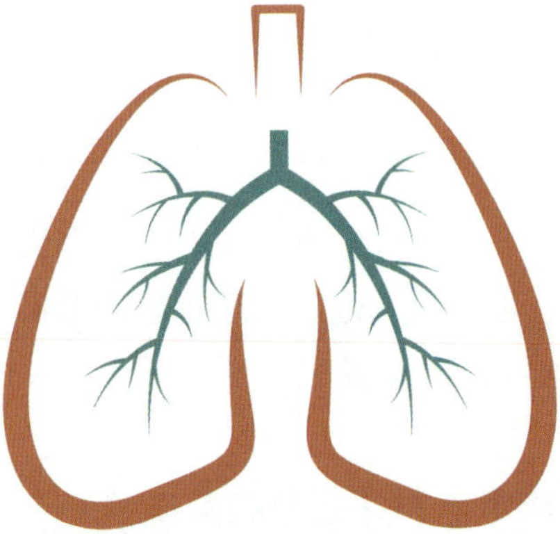

综合治疗篇

雾化吸入治疗有什么好处

一、什么是雾化吸入

我们先了解什么是雾化吸入。所谓雾化吸入是利用高速氧气气流，使药液形成雾状，再由呼吸道吸入，达到治疗的目的。雾化吸入可以治疗呼吸道感染，消除炎症和水肿，稀化痰液，帮助祛痰。

二、肺部手术后为什么要做雾化

第一，一般在全麻手术中都需要气管插管来保证患者的呼吸。在插管过程中，当导管通过喉咙进入气管时，在声带和气管黏膜上产生不同程度的擦伤，当气管囊充气时，还会对气管黏膜造成挤压。这些刺激会引起喉咙和声带的不同程度的水肿及变音，可能会导致喉咙痛、声带嘶哑等不良反应。而雾化吸入利用超声波原理将液态水吸入肺部，药物均匀分散在气溶胶中，气溶胶通过咽喉，药物与气道黏膜完全相互作用，从而使水肿得到不同程度的控制和消退，也可以使痰液变稀薄，避免咳嗽时伤口过度用力，造成伤口破裂，从而减轻操作带来的咽喉痛和声音嘶哑。

第二，肺部手术过程中，由于对肺脏的牵拉，挤压，气管插管对气道黏膜的损伤，手术切口带来的患者畏痛，呼吸运动受阻甚至麻醉镇痛药物对气道系统活性的抑制，使肺部痰液潴留，进一步产生肺感染肺不张，通过雾化吸入药物，使痰液变稀薄，促进痰液咳出，肺部扩张。

第三，特别注意的是长期吸烟的患者对肺部的损伤，会导致慢性支气管炎、慢性阻塞性肺气肿及肺心病，长期吸烟会导致气管纤维运动减退，黏性分泌物的增加促使毛细支气管病变更为严重，纤维素堵塞，导致炎症对肺泡壁、肺泡等造成伤害。术后气喘、咳嗽、痰液增多，雾化吸入药物通过气道有抑制气道炎性细胞的作用，从而减少黏液分泌，改善通气，有助于减轻气道高敏性，有助于有效收缩气道血管，有助于术后气喘等症状的改善。

三、肺部术后如何做雾化

肺部术后如何做雾化的步骤如下。

- 我们会按照医嘱抽药液，用 0.9% 氯化钠盐水稀释药液在 8ml 以内，注入雾化器。
- 取雾化机于您床旁，帮助您漱口以清洁口腔，取坐位，将喷雾器的一端连接在雾化器上，开按钮即可。
- 手持雾化器，把喷气口端放入口腔中，口唇紧闭，深吸气，使药液到达支气管和肺内，吸气后再屏气

1～2s，则效果更好，之后正常呼气即可。反复多次，直至把药液吸完，一般 8ml 药液 10～15min 即可吸完。

- 吸毕，取下雾化器，关闭雾化机，清理用物，雾化器需用清水冲洗干净，晾干，以备下次使用。
- 雾化完毕后，进行漱口，避免药液残留口腔引起不适。
- 雾化吸入后，肺部痰液呈稀释状态，痰液更易咳出，鼓励您进行有效咳嗽，我们也会协助您叩背以促进咳痰。

雾化吸入示意见图 33。

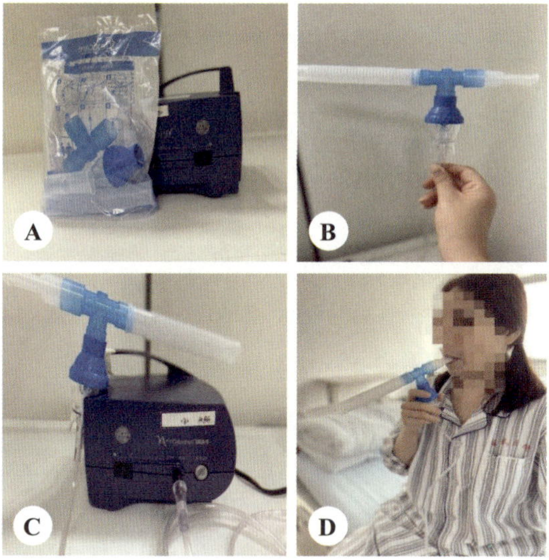

图 33　雾化吸入示意

四、是否雾化时间越长越好

答案是否定的，在雾化液体体积和气体流量一定的情况下，其实雾化时间相对固定，为 10～15min，而且喷射雾化器的残留体积一般是 0.5～2ml，当剩余雾化液小于残留体积时，雾化器就不产生雾了。而且随着水分蒸发，气溶胶的温度逐渐降低容易引起气管痉挛，雾化液浓缩，药物输出少，颗粒增大，雾化效果也会变差。

出院后，我们还需不需要做雾化呢？对于合并慢性阻塞性肺疾病的患者，雾化吸入可以改善咳嗽、气促、咳痰自觉症状，提高生活质量。

（刘珊丹）

走出肺癌治疗的两个误区

肺癌治疗通常有两个误区：一是体力恢复后才能化疗，二是高龄老人无法化疗。

一、体力恢复后才能化疗

作为胸部肿瘤内科医生，在患者初次确诊为晚期肺癌，无法进行手术切除时，建议患者进行全身化疗的时候，经常会听到家属说："大夫，我们先回家休息休息，等体力恢复后再来化疗。"其实，这样做的后果很可怕！一部分患者会因为回家休养而失去了治疗的时机。因此，我把它作为肺癌治疗伪命题系列的第一篇。

约 70% 初次诊断为肺癌的患者为中晚期，没有手术治疗的机会，然而，及时的治疗是亡羊补牢，但犹未晚也！体力状态好的患者，全身治疗是最佳的选择。晚期患者通过个体化的治疗，中位生存时间已经大大提高，有一半的患者可以生存 4 年甚至更长的时间。所以，肺癌也被看成是一种慢性病。

医生会根据肺癌患者的病理类型、疾病分期、基因表达情况和体力状态，选择最适合的全身治疗方案，这就是量体裁衣式的个体化治疗，能最大限度地改善患者预后及减轻治疗的毒性反应。

晚期肺癌患者多因出现症状而到医院就诊，进而确诊。患者可能会有咳嗽、咯血、发热、食欲减退、消瘦、乏力、头晕、疼痛等，而这些症状多是由肿瘤直接或间接导致的，肿瘤不控制，症状难有改善。未经规范治疗的休养，同时是对肿瘤的"休养"。

肿瘤的治疗就像其他挑战性工作一样，风险与机会并存。毋庸置疑，化疗有多种不良反应，这是患者及家属顾虑所在。而在进行全身治疗尤其是化疗之前，医生会对患者的身体状况进行评分，根据血检结果对各重要脏器储备功能进行评估。合适的患者，才会建议进行化疗。化疗的不良反应是暂时的、阶段性的，而疾病进展带来的不适是进行性加重、致命性的。一部分患者在诊断时能接受化疗，而一段休养之后，却无法接受化疗。如症状加重，血检之后发现肝脏功能严重损害；或者因中心性肺癌并阻塞性肺炎，持续高热严重消耗等。他们本可能接受治疗而延长生命，就因为犹豫风险，而错失机会。

这里我们不谈那些把这句话作为托词而拒绝治疗的患者及家属，而要提醒的是那部分希望接受积极治疗的患者和家属，不要让患者因回家“调理”，而错失了治疗机会。

二、高龄老人无法化疗

我国肺癌发病率的增加与人口老龄化、城市工业化、农村城市化、环境污染化以及生活方式不良化有关。肺癌多在 40 岁以上发病，发病年龄高峰在 60—79 岁。在临床工作中，我们也接触到越来越多的 70 岁以上，甚至 80 岁以上的肺癌患者，那这部分患者因为高龄，就没有治疗机会了吗?

具体问题要具体分析。要治疗，我们要先弄明白患者得的是什么病，然后看最适合他的治疗是什么？肺癌按照病理分为小细胞肺癌和非小细胞肺癌两大类。两类疾病的治疗策略截然不同。小细胞肺癌是以全身化疗为主的综合治疗，一线化疗的有效率能高达 70%～80%。大部分患者都可能会出现肿瘤的明显缩小以及症状的明显改善。这时候，患者即使 75 岁以上，身体状况尚可的情况下（患者的不适主要是由肿瘤造成的且没有严重的合并症），我们建议积极化疗。现在化疗辅助药物日渐增多，能极大减轻患者不良反应。值得注意的是，一部分老年患者的肿瘤性质相对惰性，反复的一线化疗可能长期有效（2～3 年），也就能明显延长患者的生存时间。综合评价利弊，结果显而易见。

那么高龄的非小细胞肺癌患者就不化疗了吗？目前腺癌的发病率高于鳞癌，而且腺癌中，约 50% 的患者是靶向药物的优势人群，靶向药物治疗就能使患者高质量的长期生存。但是在出现耐药后，或者没有靶点的腺癌以及鳞癌患者则需要进行全身化疗。考虑患者高龄或功能状态，可以给予单药化疗。相对来说耐受性良好，可以长期维持。患者中有一位老教师，7 年前（他 79 岁时）查出肺腺癌双肺转移，间断性进行泰素帝单药化疗，一直维持至今。

幸运的是，化疗对他生活质量没有影响，肿瘤又长期对这种化疗药物敏感，化疗为他赢得了更多的时间来享受生活。目前肺癌治疗领域日新月异，即使出现治疗耐药，而出现的新治疗可能为他带来新的机会。在日常生活中，因为个人身体体质、营养状况及精神状态的不同，同样年龄的两个人化疗后会有很大差别。

79 岁的患者对化疗的耐受性并不一定比 69 岁的患者更差。治疗疗效有个体化，而不良反应更是存在个体化。只有去接受治疗，才知道会不会发生“奇迹”。随着科技的发展，传统药物剂型也在发生改变，如静脉化疗剂型更新为口服剂型，可以在家服用，使得治疗更方便，而且不良反应也比静脉化疗轻微，患者的耐受性更好。

请高龄患者的家属朋友们一定与医生良好沟通，根据患者的病理、分期和功能状态评分，医生会分析利弊。化疗的确是能在不显著影响患者生存质量的基础上，明显延长一部分高龄患者的生存时间，所以大家不要谈化疗色变。

（姚舒洋）

胸部肿瘤放疗问答

一、什么是根治性放射治疗

放射治疗简称放疗，是给一定的肿瘤体积准确的、均匀的照射剂量，而周围正常组织剂量很小，因此既根治了恶性肿瘤，又保证了患者的生存质量。目前最主流的放疗设备是光子直线加速器，通过产生 X 线和电子线来治疗患者。

根治性放疗是放疗的主要任务，指给予足够剂量的放疗后肿瘤可治愈，患者长期生存。在放疗中或放疗后发生一些毒性反应是不可避免的，但应控制在可接受的限度内。姑息性放疗目的是通过放疗来缓解症状、延长寿命并在一定程度上控制肿瘤，放疗的剂量较低，一般不会产生严重的毒性反应。

二、有哪些胸部肿瘤需要放射治疗

最常见的胸部肿瘤有肺癌、食管癌和胸腺瘤。肺癌是最常见且严重威胁人类健康的恶性肿瘤之一，食管癌也是东亚人群很常见的恶性肿瘤，与不良生活习惯密切相关。胸腺瘤是前纵隔好发的肿瘤，一般生长相对缓慢。

早期的胸部肿瘤以手术为首选治疗，遗憾的是肺癌和食管癌在发现时只有小部分患者可以手术切除，大部分已经是局部晚期或有远处转移，需要接受放疗及药物治疗（化疗、靶向、免疫治疗等）。胸腺瘤大多生长缓慢，大部分可以采用手术治疗，部分需要加术后的放疗来提高治疗效果。

放疗与手术相比，其适应范围更为广泛，不仅能够用于局部病变的治疗（早期和局部晚期的患者），对晚期患者，合理地选择放疗，将能够获得满意的姑息治疗效果。

三、胸部肿瘤放疗适应证有哪些

- 早期胸部肿瘤。早期胸部肿瘤（如Ⅰ期和Ⅱ期非小细胞肺癌）以手术治疗为主，但部分患者因为有内科疾病（如严重心肺功能损害、糖尿病等）、高龄或拒绝手术，可采用放疗作为治愈的手段。
- 局部晚期无法手术的胸部肿瘤。大部分局部晚期胸部肿瘤不能做手术（如Ⅲ期非小细胞肺癌、局部晚期食管癌等），可以采用放疗或放疗加化疗作为治愈的手段。也可以做术前放疗来获得手术根治的机会。
- 手术切除后的中晚期胸部肿瘤。手术切除后的中晚期胸部肿瘤（如Ⅲ期非小细胞肺癌、中晚期胸腺瘤），复发率比较高，做术后的放疗可以提高疗效。

- 胸部肿瘤的转移病灶。晚期胸部肿瘤容易发生转移，比如脑转移、脊髓压迫或骨转移，可以做放疗来缓解症状，提高生活质量及延长生存期。

四、胸部肿瘤放疗有哪些流程

- 治疗前充分评估：接诊患者后对患者的病情进行全面分析，确定适当的放疗范围、剂量及最佳放疗介入时间。
- CT 模拟定位（图 34）：通常采用仰卧位，热塑体膜固定，进行增强 CT 检查。CT 图像传输到放疗计划系统。
- 靶区勾画：放疗医生在 CT 图像上勾画要照射的靶区

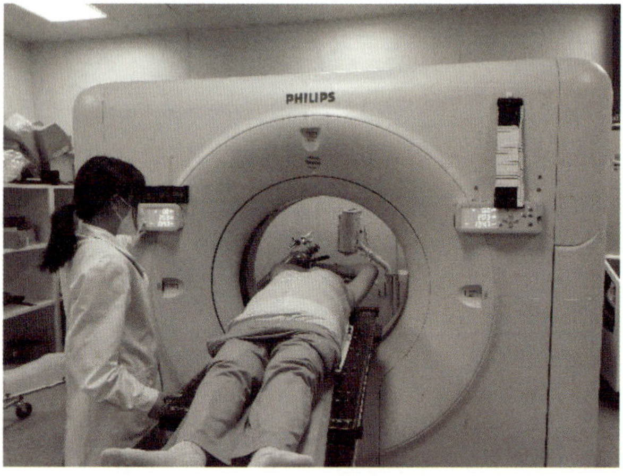

图 34　CT 模拟定位

以及要保护的重要器官。

- 计划设计与评估：物理师根据放疗医生勾画的靶区及开的处方剂量来设计照射实施计划（图35）。然后和医生一起对计划进行评估，看肿瘤照射是否充分及重要器官是否保护得好。

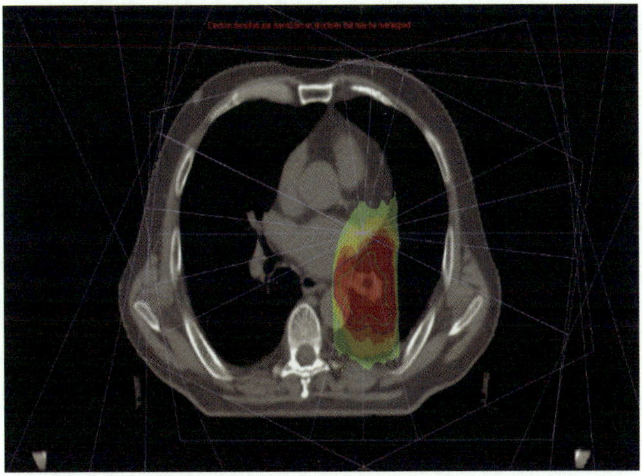

图35　靶区勾画及计划设计

- 放疗实施过程监控：放疗阶段做锥形束CT来进行在线校位，保证治疗体位的准确性。

五、胸部肿瘤的放疗有并发症吗

放射性肺炎是胸部肿瘤放疗最值得关注的并发症。既往采用常规放疗技术发生放射性肺炎很常见，严重时可危及生命。现在各大肿瘤中心已经广泛采用了现代精准放疗技术包括调强适形放射治疗（IMRT）、容积弧形调强放射治疗（VMAT）、立体定向放射外科（SRS）、图像引导放疗（IGRT）等，显著减少了放疗的并发症。精准放疗计划系统可以计算出肺部的受照射体积及受照射剂量，从而预估放射性肺炎的发生率，显著减少放射性肺炎的发生率。放射性肺炎一般出现在放疗后1～3个月，如果出现低热、干咳、气喘等症状应该及时告知主管医生，排除放射性肺炎。

放射性食管炎是另一个胸部肿瘤放疗可能出现的并发症。一般在放疗2周左右出现，表现为吞咽不适感或吞咽疼痛。在放疗结束后可自行缓解。

六、胸部放疗期间应该注意什么

在放疗期间注意休息，避免呼吸道感染，以免降低免疫力，加重肺部损伤，造成放疗中断或疗效下降。避免进食辛辣刺激的食物，细嚼慢咽，进食柔软易吞咽的食物，防止加重食管损伤。

七、放疗要多久，费用多少，能否报销

一般情况下，术前放疗或术后放疗需要5周左右，根治性放疗需要6～7周。

采用现代精准放疗技术如 IMRT、VMAT，整个疗程放疗费用 6 万~7.5 万元，并已纳入国家基本医疗保险，就医前需要去参保地的医保局进行备案，备案时医保局会询问异地就诊的医院，如果不属于医保定点医院，医保局会明确告知。如果属于定点医院，在备案后就行就医，一般可以实现结算住院费用时直接结算医保的报销费用。

（徐建堃　陈怡东）

治愈可期：肺癌免疫新辅助

一、手术“治不好”的肺癌

肺癌是男性发病率最高、女性发病率第二高的肿瘤，而就死亡率来说，无关性别，无出其右，稳居癌症致死原因的榜首。即使在肿瘤筛查日益重视的现在，约 70% 的肺癌患者一发现已是中晚期，失去了做根治性手术的机会。

根治性手术，对患者来说真有那么重要吗？

接受根治性手术切除的肺癌患者因为分期不同，他们的 5 年生存率可是天差地别：Ⅰ期为 80%~90%，

Ⅱ期为60%～70%，Ⅲ期为40%～50%，无法手术切除的患者不超过20%。数据背后的情况更揪心，对于无法手术切除的患者来说，包括化疗在内的抗肿瘤治疗是生命不息治疗不止的状态，这意味着患者自己和家人的身心巨大投入。而经过手术切除的患者在手术之后到疾病复发之前有一段岁月静好的时间，更重要的是，对于一部分患者来说，手术切除后获得新生，肺癌彻底被治愈了。所以说，手术切除是肺癌的主要治疗手段，也是目前临床治愈肺癌最重要的方法。Ⅰ期和Ⅱ期患者在没有手术禁忌的情况下，手术治疗没有争议；而一部分局部晚期的Ⅲ期肺癌患者面临手术切除难度大，根治可能性小的为难情况。

二、新辅助免疫治疗助力

PD-1/PD-L1单抗体药物的出现，把肺癌治疗由靶向治疗时代带入了免疫治疗时代，已经证实一部分晚期无缘靶向治疗的肺癌患者因此实现了长期生存，甚至临床治愈。那它们能否使一部分不可手术的患者获得手术机会，使一部分可手术的患者获得更好的生存呢?

从2018年开始，诸多肺癌新辅助免疫治疗相关的国际临床试验数据公之于世。诚如一位研究者所感：小伙伴们被惊呆了！在第一项免疫单药新辅助治疗的研究中，

20 例最终手术切除的患者中，9 例的肿瘤实现显著病理学缓解（90% 以上的肿瘤细胞被杀死），甚至有 2 例肿瘤中完全见不到癌细胞！

之后的免疫联合化疗的研究结果就更为惊艳：西班牙开展的试验目前入组了 46 例患者，术前使用 3 个周期的新辅助免疫联合化疗的治疗，在已做完手术的 30 例患者里，24 例实现了病理学显著缓解，其中 18 例的肿瘤中找不到癌细胞！

新辅助治疗的试验大多在欧美开展，我国的数据还在积累中，我们不由得憧憬，也许，像靶向治疗时代的 EGFR 小分子靶向药一样，我国患者可能受益更多。毕竟在晚期肺癌研究中，已经见到我国患者亚组的预后优于整体人群的小火苗。

三、多学科无缝衔接

如果还觉得国外临床试验和最新的研究成果遥不可及，那就太低估了科技的力量和我们的软硬实力。在实际工作中，我们选择可能从免疫新辅助治疗中获益的Ⅱ～Ⅲ期局部晚期非小细胞肺癌患者进行治疗。胸外科、肿瘤内科和放疗的无缝衔接，对肺癌患者进行全程规范安全地治疗，是长生存的保障。下面分享两个我们的病例。

患者 1，58 岁中年男性，因“间断性咳嗽咳痰 5 个月”就诊，发现左肺下叶占位并纵隔肺门淋巴结肿大。穿刺病理为鳞癌。由于纵隔淋巴结融合成团且与大血管密不可分，手术难度大且达到根治的可能性小。我们遂给予 2 周期免疫联合化疗的治疗，疗后复查显示原发灶明显减小（可以看出，用药后“肿瘤”的样子发生了巨大的改变，已经不像一个实体肿瘤了），肺门和纵隔淋巴结明显缩小减少。更神奇的是，免疫治疗前显微镜下看到的张牙舞爪的肿瘤细胞，在治疗后几乎全部被小个子的免疫细胞所替代，仅剩小灶性肿瘤细胞。22 枚淋巴结，也仅 1 枚肺门淋巴结里能找见肿瘤的痕迹（图 36）。就这样，顺利降期，患者得到根治性手术，他得到更长生存的可能性大大提高。

患者 2，45 岁中年男性，吸烟史 23 年，因“咽喉不适”就诊。CT 发现左上肺癌并纵隔淋巴结转移。肿瘤经皮肺穿刺病理为浸润性腺癌，临床分期ⅢA 期。给予 2 周期免疫联合化疗后，CT 评估原发病灶消失，纵隔淋巴结明显缩小。顺利完成手术，术后病理提示肺组织内见大片坏死，大量淋巴细胞及吞噬细胞浸润，支气管断段及血管断段未见癌（图 37），考虑为肺腺癌治疗后完全病理缓解，清扫的淋巴结也均未见到肿瘤细胞，术后病理证明该患者达到了“治愈”。

肺癌“降级”为一种慢性病，是几代人努力的结果，

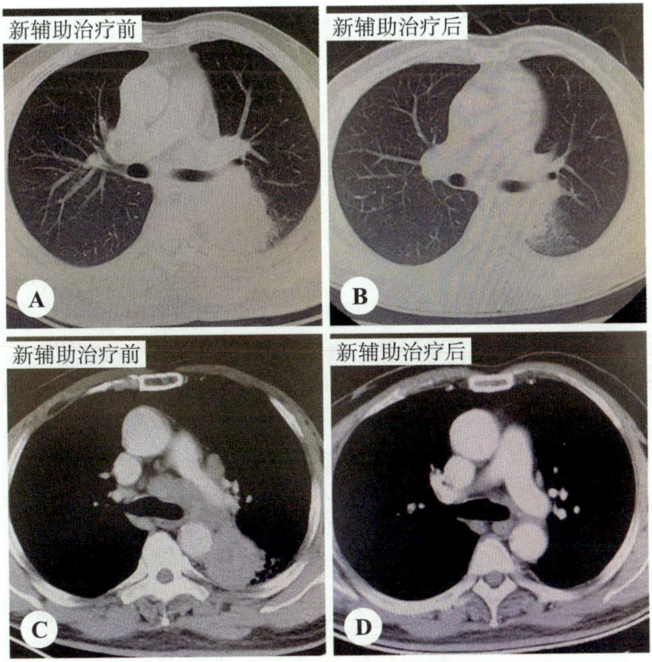

图 36　患者 1 新辅助治疗前后对比

很显然这还不是终点。现在，新辅助免疫治疗帮助一部分肺癌患者，达到完全或主要病理缓解，是梦想照进现实的开始。即使还有诸如用药次数和手术时机的最佳选择，免疫药物和化疗药物的最佳配伍，优势治疗人群的选择等问题有待解决，我们有充分的理由，开放而坚定地接受免疫新辅助治疗，在未来的工作中解决现在的问题，陪伴和期待更多的肺癌患者达到“治愈”。

（姚舒洋）

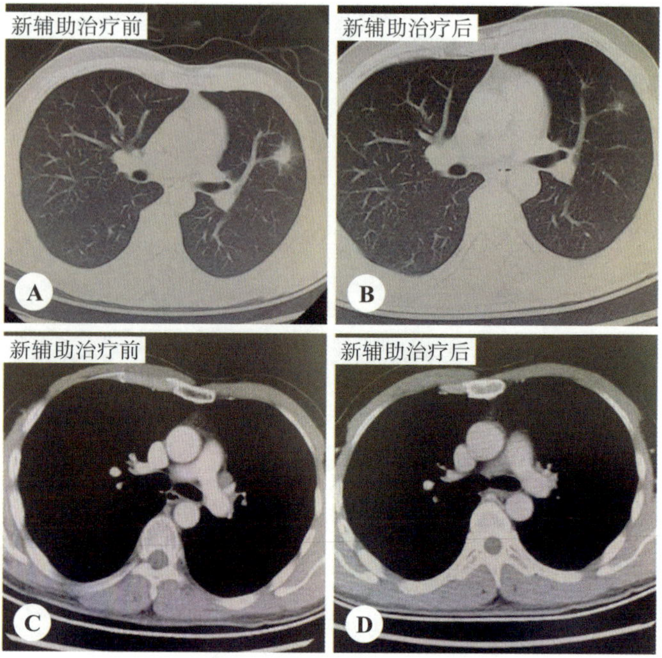

图 37　患者 2 新辅助治疗前后对比

晚期肺癌到底能不能治

手术切除是肺癌的主要治疗手段，但是有的患者确诊时已经是中晚期，直接手术比较困难或是已经失去手术时机，肺癌也并不是只要做了手术就可以安枕无忧，怎样活得更长、活得更好才是我们最关心的事情。以下就来介绍，针对中晚期肺癌患者的几种治疗手段。

一、指哪打哪的放射治疗

放射治疗，是利用放射线治疗肿瘤的一种局部治疗方法。放射线包括放射性同位素产生的α、β、γ射线和各类X线治疗机或加速器产生的X线、电子线、质子束及其他粒子束等（各种线大家不用搞清楚，需要的时候放疗大夫自然会讲）。放射治疗类似于远程攻击，类似于射手的作用，理想的情况下可以指哪打哪，随着放疗技术的发展，杀伤肿瘤的范围愈发精准。但从整体病情来看，放疗只能解决局部问题，全身肿瘤控制还是需要依托全身治疗。

二、总揽全局的全身治疗

那么所谓的全身治疗包括什么呢？化疗、靶向治疗、免疫治疗都是全身治疗的范畴。

化疗是化学药物治疗的简称，是利用化学药物阻止癌细胞的增殖、浸润、转移，直至最终杀灭癌细胞的一种治疗方式。它是一种全身性治疗手段，也是目前来说晚期抗肿瘤治疗的基石性治疗。由于化疗药物的选择性不强，在杀灭癌细胞的同时也会不可避免地损伤人体正常的细胞，从而出现药物的不良反应。所以我们患者在接受化疗药物的时候，一方面希望能够达到最佳的抗肿瘤作用，另一方面也要注意预防和识别化疗药物的不良反应。这就像是在身体这片大地上进行空袭，广泛的轰炸能够大规模的杀伤敌军（肿瘤细胞），也容易造成自身伤亡。但是也由于无特殊的选择性，化疗这样的治疗方法适用于大部分情况，也适合跟其他“武器”联合使用，取得最大程度的抗肿瘤效果。目前来说，化疗与靶向药物、抗血管药物、免疫治疗等相结合的治疗模式在临床中应用的非常广泛，也给广大患者带去了生存获益。

靶向治疗顾名思义是对于某些指定的靶点进行精确制导式的攻击。在细胞分子水平上，肿瘤细胞会存在各种致癌位点的突变或抑癌位点的缺失，对于其中的一些致病靶点目前我们已经有所掌握。靶向治疗就是针对已经明确的致癌 / 抑癌位点的治疗方式（该位点可以是肿瘤细胞内部的一个蛋白分子，也可以是一个基因片段）。

医学科学家针对相应的靶点设计治疗药物，药物进入体内会特异地选择致癌位点发生作用，使肿瘤细胞特异性死亡，而不会波及肿瘤周围的正常组织细胞。我有一位老患者确诊肺癌后，发现是 EGFR19 外显子突变，之后经历了一代 EGFR-TKI、化疗、三代 EGFR-TKI 的治疗之后，就在刚刚度过了她确诊肺癌后的第 5 年。其实这样在靶向药物中获益的患者非常多，甚至 10 年前开始服用第一代靶向药物的患者目前还在存活。靶向药物的优点非常明显，就是精确打击肿瘤细胞，但缺点就是我们必须找到相应的靶点才能够让患者从治疗中获益，因此它所适合的人群就要小很多，在肺癌中最常见的靶点就是刚刚说到的 EGFR 位点突变，其他包括 ALK、ROS-1、MET 等位点也有相应的药物，而更多的靶向药物也在研发中。

三、大放异彩的免疫治疗

下面就是近期最热门治疗手段——免疫治疗，相信大家或多或少都听说过抗肿瘤明星药 PD-1/PD-L1 抗体的故事。传统抗肿瘤药物大多是药物对于肿瘤细胞的直接杀伤，而 PD-1/PD-L1 抗体抗肿瘤的机制则截然不同。狡猾的肿瘤细胞会通过产生一些抑制性物质来麻痹免疫系统，一些肿瘤细胞的细胞膜上携带一种能够抵抗免疫细胞的分子叫 PD-L1，肿瘤细胞会通过 PD-L1 与免疫细胞表面的 PD-1 相结合，从而启动免疫细胞功能的抑制模式，让其失去对肿瘤细胞的攻击能力。

这就好比汽车上的刹车，肿瘤细胞用 PD-L1 踩了免疫细胞 PD-1 的刹车。2018 年诺贝尔奖获得者正是发现了抑制免疫副调节的“免疫检查点疗法”，这将抗肿瘤治疗推向一个新的里程碑。根据这一机制，科学家发明的 PD-1/PD-L1 抗体结合到免疫细胞的 PD-1 抗体或肿瘤细胞的 PD-L1 抗体上，就相当于松开免疫细胞的刹车，杀伤性淋巴细胞就会重新获得对肿瘤的杀伤力。

免疫治疗就像是拉响了身体的警报，身体中警备系统被唤醒，从而增强了对于“坏分子”（也就是癌细胞）的追捕，但有时候“自身警力”太强了也会出现自伤的情况，就是免疫相关性不良反应，这就是另一个故事了。总的来说，免疫治疗的安全性还是比较不错的。而从疗效上来看，PD-L1 高表达的晚期肺癌人群中使用免疫单药治疗后 5 年的生存率近 30%。

新辅助治疗（手术前进行的治疗）中，免疫联合化疗治疗后以达到高比例的缩瘤和降期，甚至有不少患者术后病理中达到了 PCR（也就是没有找到肿瘤细胞，全部被治疗消灭）。无论是鳞癌、腺癌、小细胞肺癌，在联合治疗中，效果都非常显著，大大提高了患者治疗的有效率和生存时间，部分患者从免疫治疗中得到了肿瘤长期控制的疗效，这在过去确实不可想象。

有了这么多对抗肿瘤的武器，肺癌目前已经不是让人闻风丧胆的魔鬼，很多时候我们可以在各种治疗的配合下，控制肿瘤，把它作为身体里的一个不太听话的“小怪兽”，跟我们一起体验人间烟火与苦辣酸甜。

免疫治疗中的预测性生物标志物

一、预测性生物标志物是什么

肺癌是全球癌症死亡首要因素，其中非小细胞肺癌（NSCLC）占比高达85%。以PD-1/PD-L1为代表的免疫治疗是近十年来NSCLC治疗最重要的研究突破。KEYNOTE-001显示PD-1帕博利珠单抗治疗PD-L1表达阳性NSCLC的5年生存率12.6%～29.6%。2020年欧洲医学肿瘤学会（ESMO）上公布另一项KEYNOTE-024研究显示帕博利珠单抗治疗下PD-L1表达≥50%的非小细胞肺癌5年总生存率为31.9%，进一步奠定了免疫治疗在非小细胞肺癌中的治疗地位。

免疫治疗在改变非小细胞肺癌治疗模式的同时，也伴随着一些问题。一是许多患者无法获得同等程度的临床获益，却仍需面临潜在的免疫相关不良反应风险，而我们对于免疫相关不良反应的认识还处于较早期阶段；二是较昂贵的经济支出。这些问题使寻找预测免疫治疗疗效的生物标志物成为值得关注的临床需求。

免疫治疗相关的预测性生物标志物可以用来评估治疗获益的概率，既可以正向预测，也可以负向预测。下面探讨目前临床认可的预测标志物及其存在的问题，也会列举一些具有潜在预测价值、并且在将来有应用前景的新兴标志物，为肿瘤科医生及对此问题感兴趣的患者及家属在诊疗中提供一些参考。

二、什么是靶向 PD-L1 免疫治疗

对肿瘤细胞 PD-L1 表达的免疫组化方法检测是对非小细胞肺癌免疫治疗临床意义最确切的阳性预测生物标志物。PD-L1 评估以百分率表示，指的是肿瘤细胞中表达 PD-L1 细胞所占百分率，又称为肿瘤 TPS 评分。当我们看 PD-L1 分析结果首要注意的前提条件是治疗背景，不同的治疗模式下，PD-L1 指导意义会有所不同。

（一）免疫单药

在单用 PD-L1/PD-1 免疫检查点抑制药治疗模式下，PD-L1 表达与疗效有显著相关性。KEYNOTE-024 研究中，TPS≥50% 的晚期 NSCLC 接受帕博利珠单抗一线治疗相比化疗获益显著，有效率达到 71%，5 年生存率 31.9%。

在免疫单药二线治疗中，PD-L1 表达与免疫治疗疗效相关性在不同研究结果中有所不同。纳武单抗和阿特珠单抗后线单药治疗研究显示无论 PD-L1 表达情况如何，患者均可从二线免疫单药治疗获益，但 PD-L1 高表达者获益程度更高。而基于帕博利珠单抗单药二线研究

数据，只推荐 PD-L1 表达≥1% 的患者使用。

（二）免疫联合治疗

免疫联合治疗在肺癌中常见的模式主要是免疫治疗联合化疗、免疫治疗联合化疗与抗血管生成药物，以及两种免疫检查点抑制药联合。在免疫联合治疗的 3 种模式下，PD-L1 表达的预测作用被弱化了。

免疫联合化疗模式：在免疫联合化疗模式下，无论 PD-L1 表达情况是阳性还是阴性，均可以从这种联合模式中获益。以下几个三期临床研究均评估了免疫联合化疗治疗一线晚期非小细胞肺癌疗效。IMPOWER130 研究中评估未经治疗的 EGFR/ALK 野生型非鳞状非小细胞肺癌接受化疗联合免疫治疗（白蛋白结合紫杉醇加卡铂加 PD-L1 单抗加阿特珠单抗）相比单纯化疗（白蛋白结合紫杉醇加卡铂）的疗效。

研究结果显示，无论 PD-L1 表达情况如何，患者均可以从化疗联合免疫的模式中相较单纯化疗组得到更多获益。IMPOWER131 研究评估未经治疗的鳞状非小细胞肺癌接受化疗联合免疫治疗（白蛋白结合紫杉醇加卡铂加阿特珠单抗）相比单纯化疗（白蛋白结合紫杉醇加卡铂）的疗效。该研究设置了无进展生存期和总生存期两个研究终点，尽管总生存期这个研究终点未达到阳性结果，但在无进展生存期上，免疫联合化疗比单纯化疗带给患者的获益更多，无论患者的 PD-L1 表达情况如何都可以获益。

其中，PD-L1 高表达亚组（TC3/IC3）在无进展生存期这个指标上获益程度最大。PD-1 单抗联合化疗的研究中也有类似结果。KEYNOTE-407 与 KEYNOTE-189 两项研究分别评估帕博利珠单抗联合化疗在既往未经治疗晚期鳞癌和晚期非鳞癌中的疗效。结果显示，无论 PD-L1 表达情况如何，患者接受化疗联合 PD-1 单抗方案治疗的生存获益相比单纯化疗更多。上述两项研究中，PD-L1 高表达（≥50%）亚组的获益幅度最大；KEYNOTE-407 中 OS 获益幅度最大的为 PD-L1 阳性（≥1%）亚组。

免疫联合抗血管加化疗模式：在 IMPOWER150 研究中对比了 ABCP 四药方案（阿特珠单抗 + 贝伐珠单抗 + 含铂两药化疗）和不含阿特珠单抗的 BCP（贝伐珠单抗 + 含铂两药）方案，无论 PD-L1 表达情况如何，均可从四药方案中得到更多获益。在 PFS 方面，从统计学数据角度 PD-L1 高表达的 TC3/IC3 组获益的幅度最大，HR=0.39（95%CI 0.25～0.60）。PD-L1 不表达的亚组（TC0/IC0）获益程度低于前者（高表达组），但是相比不含免疫的对照组 BCP 方案，也有获益，这种获益具有统计学意义 HR=0.77（95%CI 0.61～0.99）。

双免联合模式：CheckMate-227 研究显示，在纳武单抗联合伊匹单抗对比化疗一线治疗下，双免联合的生存获益并不依赖 PD-L1 表达情况。

目前，PD-L1 高表达者究竟选择免疫单药治疗还是免疫联合治疗，还需医生评估个体的实际情况，权衡利弊后再作选择。

三、什么是 TMB

肺癌是实体瘤中肿瘤突变负荷（TMB）相对较高的瘤种。肿瘤体细胞基因改变中的一部分转化成肿瘤抗原，引起 T 细胞活化，促进了肿瘤的免疫原性。肿瘤突变负荷是间接反映肿瘤抗原多样性的一个替代性指标，但并非所有的基因改变都能转化成为肿瘤抗原。TMB 从检测方式上，包括 WES 检测和基于 panel 的检测。检测对象又包括肿瘤组织和外周血。最初的 TMB 分析是基于肿瘤 DNA 全外显子测序（WES），以个体配对的种系 DNA 作为比对。由于 WES 费钱、费时、临床可及性差，因此目前临床中多选择几百个基因的 NGS 大 panel 检测作为替代。NGS 大 panel 和 WES 的一致性得到认可。

（一）组织 TMB

组织 TMB 检测对免疫单药具有预测效力。NSCLC 肿瘤组织 WES 中的高非同义突变负荷的患者接受帕博利珠单抗单药治疗能够获得更好的疗效和更好的无进展生存。Checkmate026 研究中 TMB＞10Mut/Mb 接受纳武单抗单药可获益。TMB 对免疫治疗的预测作用独立于 PD-L1 表达。但是不同研究结论会存在矛盾，在 Checkmate-227 研究中显示，高 TMB 并不能够预测免疫联合化疗的治疗模式，对于双免联合方案也不具有预测能力。

（二）血液 TMB

血液 TMB（bTMB）相比组织活检在可获得性和动态监测上更有优势。bTMB 检测与组织 TMB 检测的一致性及其对于免疫治疗疗效和 PFS 的预测作用，已获得一些认可。但不同研究设定的阈值各异，其预测作用目前也缺乏前瞻性的Ⅲ期对照研究的验证。所以可靠性会有所下降。

四、基因改变与免疫治疗的关系

驱动基因突变对于免疫治疗预测作用包括：正性预测和负性预测。*KRAS* 和 *BRAF* 基因 V600E 突变的 NSCLC 对免疫治疗相对其他驱动突变而言免疫治疗更为有效，FGFR1-4 突变患者也可能获得更好的免疫治疗疗效。而 EGFR 突变和 ALK 融合的非小细胞肺癌患者免疫治疗则相对效果差，因此在前线治疗应优先考虑靶向治疗。帕博利珠单抗单药治疗初治 EGFR 突变的Ⅱ期研究有效率为 0%，且在免疫治疗后直接给予 TKI 治疗可能更容易出现严重不良反应。但是当 EGFR 靶向治疗耐药后，后线在不适合靶向治疗的情况下，可以考虑接受免疫联合化疗联合抗血管治疗的模式，该证据来自在 orient-31 研究。

五、未来的预测标志物

还有一些生物标志物显示出潜在的预测效力，但尚需要更多临床验证。

- 中性粒细胞与淋巴细胞比率（NLR）：该指标在临床中简单经济易于获得。中性粒细胞可能抑制淋巴细胞和 NK 细胞介导的细胞免疫活性。NLR 升高，或高 NLR 联合高 LDH 可能是 NSCLC 免疫治疗疗效的负性预测因子。
- TIL：肿瘤微环境中，PD-1-CD8$^+$T 细胞、CD8$^+$T 细胞数量和 CD8$^+$/CD4$^+$T 细胞比率可正向预测免疫疗效。PD-1-CD8$^+$T 细胞数量丰富者免疫治疗疗效可能更好。CD8$^+$T 细胞数量高者及 CD8$^+$/CD4$^+$T 细胞比率超过 2 倍者免疫治疗疗效可能更好。
- 表观遗传特征：表观遗传特征如 EPIMMUNE 可预测免疫治疗疗效，并独立于 PD-L1 状态、CD8$^+$T 细胞浸润和 TMB；转录因子 FoxP1 参与 T 淋巴细胞分化，它的去甲基化也可能预测免疫治疗获益。

- 基因表达谱：一组基因表达特征可提供相比单个分子更加全面立体的肿瘤免疫微环境信息，这种基因表达特征谱也可以预测免疫治疗疗效。如包含外周血 T 细胞及肿瘤相关巨噬细胞 M_1 特征的 300 多个基因表达谱的在预测 NSCLC 疗效，显示出优秀的敏感性和特异性。
- 肠道菌群特征：肠道菌群特征可影响免疫治疗疗效。Akk 菌（Akkermansia muciniphila）的含量、瘤胃球菌科 UCG13 含量、肠道菌群多样性是预测免疫治疗获益的正向预测因素。而免疫治疗前抗生素使用会负向影响免疫治疗疗效。
- 多组学分析：放射组学具有无创且动态检测优势。研究发现能够借助放射组学分析来评估肿瘤浸润 $CD8^+$T 细胞以及免疫治疗疗效。将影像组学、病理组学、血标志物等多组学多参数结合分析，有望能够成为免疫治疗预测的手段。

此外，对免疫治疗可能具有预测效力的标志物还包括 IFN-γ 相关基因表达、HLA-I 类分子基因型、TCR 群体等。目前为止，研究最多的是 PD-L1 和 TMB。PD-L1 仍然是唯一一个既获得前瞻性研究验证，同时也是经 FDA 批准的生物标志物。

以上所列举的诸多生物标志物，其共同目的是预测免疫治疗疗效、筛选真正获益的患者。但目前没有任何一个单一生物标志物足够达到这个目标。当我们谈到预测免疫治疗疗效生物标志物时，尤其要注意治疗背景，同一个标志物可能在某个特定治疗模式下才具有相对可靠的预测性，一旦免疫治疗的模式进行了改变，预测作用就可能难以参考。因此，只要不是真正等同于完全无效，就很难断定患者不能去尝试免疫治疗这种重要的治疗模式。同时，由于免疫微环境的复杂性、多因素的交互影响，以及目前认知的局限性，许多标志物的预测作用并非绝对。希望在不久的将来，随着科技手段的进步、新的生物标志物不断发现、更行之有效的多组学、多参数预测模型的建立，帮助临床医生在免疫治疗预测和方案制订上实现更优化、更精准。

（农靖颖）

靶向治疗与基因检测

癌症与基因检测是一个新兴话题。癌症在大多数人看来是个神秘而恐怖的字眼，随着社会老龄化及医疗检查手段的推进，癌症这个看起来只会发生在故事和偶像剧里的终极杀招，慢慢地，离我们越来越近，让我们不得不去拨开它的面纱，其实癌症的本质就是一种基因病。

一、癌症的本质是一种基因病

癌症是许多种疾病的统称，它们有一个共同的基本特征——细胞的异常生长。人体的正常细胞，在某些不良因素的长期作用下，某部分的细胞群会出现过度增生或异常分化，从而变得不受约束和控制，导致细胞呈现异常的形态、功能和代谢，以致破坏正常组织器官并影响其功能。这些异常主要包括：自给自足生长信号、抗生长信号的不敏感、抵抗细胞死亡、无限复制的能力、持续的血管生成、组织浸润和转移、避免免疫杀伤、促进肿瘤的炎症反应、细胞能量代谢异常、基因组不稳定和突变等。

总之，癌症是正常细胞由于基因突变造成异常增殖所引起的疾病，从本质上是一种基因病。那么既然癌症是一种基因病，那么我们是否可以从基因角度进行控制和治疗呢？

二、什么是肿瘤靶向治疗

肿瘤靶向治疗是指将对肿瘤的生长和发展有抑制作

用的药物“靶向”到肿瘤组织的局部，从而降低对正常组织器官产生不良反应的治疗手段。肿瘤靶向治疗与传统的放、化疗相比有很大的不同：首先，作用范围不同。靶向治疗通过肿瘤相关的靶点对于肿瘤局部而发挥作用，而大部分的化疗药物可对处于快速分裂期的所有细胞（正常细胞和肿瘤细胞）都有杀伤作用。其次，筛选途径不同。靶向治疗药物需要筛选相应的目标靶点，而化疗药物的筛选标准是是否具有肿瘤细胞的杀伤作用。最后，作用机制也不同。靶向治疗药物通常是抑制细胞生长，而传统化疗药物则是有杀伤细胞的细胞毒性。

近年来，肿瘤的治疗从细胞毒性药物治疗时代跨越到基于基因变异的精准靶向治疗新时代。经过充分的临床证明，分子靶向治疗不仅能精准地“杀灭肿瘤”，而且能延缓肿瘤发展，进而延长患者带瘤生存期，使肿瘤患者的临床治疗目标逐渐转向“慢性病管理”状态，就像高血压患者需要持续服用降压药，糖尿病患者需要一直服用降糖药，癌症也可以被看作是一种特殊的“慢性病”，需要长期使用抗肿瘤药物。

以肺癌为例，对于早期的患者进行根治性切除是主要治疗方法，并有可能实现临床治愈。而对于晚期患者来说，系统性全身治疗则是控制肿瘤进展的主要方案。过去晚期肺癌患者的平均生存时间只有 10 个月左右，而现在通过靶向药物的序贯治疗，约有半数的肺癌晚期患者可以存活 3～4 年。目前已上市的针对肺癌的靶向药物绝大多数都针对非小细胞肺癌。非小细胞肺癌也是目前实体瘤中已上市靶向药物最多的癌种，很多靶向药物都被批准为一线治疗药物。

现在我们知道，想要选择肿瘤靶向治疗的前提就是进行目标靶点的筛选，而肿瘤基因检测则是是否存在目标靶点提供答案。

三、什么是肿瘤基因检测

肿瘤基因检测是通过组织、血液、其他体液或细胞对肿瘤患者的 DNA 进行检测的技术，通过特定检测设备对被检测者细胞中的 DNA 分子信息做检测，分析它所含有的各种基因突变情况，从而能针对性地为每位患者“量身定制”一套最合适的治疗方案，最大限度地提高治疗的有效率，减少药物的不良反应，避免用药不当贻误治疗时机。肿瘤基因检测亦是肿瘤精准医疗的基础。

目前市场上，肿瘤基因检测的产品方向主要有以下几种。

- 遗传性肿瘤基因检测：主要检测胚系突变，这类产品的特点是频率低，致病性高，一旦携带有这种突变，则得病的概率非常高，可能在 50% 以上，甚至 100%。

- 肿瘤精准用药基因检测：主要包括化疗、靶向及免疫等药物的用药指导（肺癌患者主要关注基因检测在这方面的应用）。

在肿瘤精准用药检测中详细展开又有以下几点。

- 化疗药物基因检测：比较简单，主要检测人体正常细胞的基因多态性（除了肿瘤组织的基因表达量），而不是检测肿瘤细胞的基因突变，所以化疗药物基因检测还不能算是完全意义上的精准医疗，因为没有涉及对肿瘤细胞基因突变的分析。
- 靶向药物基因检测：通常会检测肿瘤信号通路中特定基因的点突变/插入缺失/拷贝数变异/融合（结构变异）情况，从而找到对特定患者有效的药物或方案，算是真正意义上的精准医疗。
- 免疫药物基因检测：主要检测与免疫治疗相关的生物标志物，如TMB、PD-L1、MSI、MMR、HLA等，以指导免疫治疗。
- 肿瘤早期筛查基因检测：通过液体活检技术对ctDNA甲基化进行检测，在肿瘤早期或超早期的时候就能够发现基因水平的变化，从而达到早筛查、早发现、早诊断及早治疗的目的。

除上述外，还有肿瘤预后预测、疗效评估等基因检测。

四、为什么要做肿瘤基因检测

肿瘤基因检测的作用：①选择最有效的肿瘤治疗药物；②通过对相关基因的连续动态分析，判定治疗效果及耐药；③通过分析基因突变及微卫星稳定性，初步分析肿瘤突变负荷（TMB）状态，有助于判定免疫治疗药物应用的有效性；④检测相关基因的状态，有助于了解肿瘤发生的可能原因。总之，肿瘤组织或血液基因检测是评估患者使用药物种类和效果判定非常重要的一环，能从分子层面给医生用药以精确的指导，达到提高疗效、降低副反应的效果。

五、肿瘤基因检测的方法

肿瘤基因检测的方法见表 2。

六、基因检测应选择什么样本

目前对于肿瘤基因检测，组织样本仍是金标准，且部分基因检测项目仅组织样本才可以实现。液态活检是指通过抽取人体的脑脊液、唾液、血液、尿液、精液等体液用于肿瘤诊断的技术，目前液体活检的项目主要是血液检测，检测对象是血液中的循环肿瘤细胞（CTC）、循环肿瘤 DNA（ctDNA）、循环 RNA 和外泌

表 2　肿瘤基因检测的方法

技　术	优　点	缺　点	检测样本	突变类型	检测范围
荧光 PCR	灵敏度高、特异性强、操作简单、检测时间短	对环境要求高，否则易出现假阳性，只能半定量，一次只检测一种基因	组织、血液	SNV、Indel、cCNV	检测已知的单个突变
荧光原位杂交	直接定位、结果直观、特异性强、假阳性少	灵敏度较低、检测和分析过程复杂	组织、细胞学	CNV、融合	
ddPCR	灵敏度高、特异性强、绝对定量	检测突变类型受限、一次只检测有限数量突变	组织、血液	SNV、Indel	
ARMS-PCR	简便快速、特异性强、技术普及度高	只检测已知突变、只能半定量、一次只检测一种基因	组织	SNV、Indel	
一代测序	结果准确直观	只检测已知突变、灵敏度较低（10%~20%）、通量低、成本高	组织、血液	SNV、Indel、融合	
二代测序	灵敏度高、特异性强、通量高、检测未知突变、检测基因数量不受限制	技术相对复杂，建库过程原始信息丢失限制灵敏度发挥	组织、血液、脑脊液、胸水	SNV、Indel、融合	全面筛查

体（exosome）等。它们来源于肿瘤组织，存在于血液，可以提示肿瘤发展进程及抗药性等信息，指导个体化精准治疗。除指导治疗以外，血液中 CTC、ctDNA 的定量检测还能作为治疗后疗效评估和预后复发监测的重要信息，为患者的疾病控制提供更为精准的线索。相对于组织活检，液体活检具有样本获取非侵入性、能够克服肿瘤异质性、能够进行实时监测等优势。

七、肿瘤基因检测要做几次

肿瘤的发生发展是动态变化的，从疾病管理的整个过程来看，使用二代测序对患者进行动态监测，更为全面有效。

进行靶向治疗的患者，在使用靶向治疗的过程中肯定无法避免耐药出现，没有必要为这种情况感到恐慌，出现耐药后医生会建议再次组织或液体活检进行基因检测，针对新发突变的情况选择合适的药物控制疾病。例如，对于 EGFR 突变阳性非小细胞肺癌患者，如果在使用一代靶向治疗药物期间出现耐药，要尽可能重新取肿瘤组织进行基因检测。对于无法获取肿瘤组织的患者可考虑进行液体活检。

（李小雪）

口服靶向药物的不良反应

EGFR（表皮生长因子受体）基因突变的肺癌患者会接受口服分子靶向治疗药物，其中包括吉非替尼、埃克替尼、厄洛替尼、阿法替尼、达克替尼、奥希替尼、阿美替尼、伏美替尼等。这类药物是目前具有 EGFR 基因突变肺癌患者治疗的重要手段，相比传统化疗疗效显著，全身副反应更轻，可以帮助患者获得更高的生活质量，因此已广泛应用于临床。但是，在口服靶向药物过程中，常会遇到皮肤黏膜相关不良反应，给患者和家属带来很多困惑。下面仔细讲解。

一、为什么口服靶向药常常出现副反应

首先来谈谈，为什么 EGFR 靶向药常常出现皮肤和消化道黏膜副反应呢？这是由于表皮生长因子受体酪氨酸激酶抑制剂主要作用的靶点是突变的 EGFR 受体，但是对于野生型 EGFR 受体也有一定影响；而 EGFR 野生型受体在正常组织中也有表达，在皮肤和黏膜组织表达尤其明显。所以，皮疹、皮肤瘙痒、皮肤干燥、甲沟炎、口角炎和腹泻等相关不良反应比较常见，且随着长期服药，不良反应伴随的时间也较长。在这种情况下，不仅需要医疗支持，精心的家庭护理也非常重要。

即使在未出现相关皮肤黏膜副反应的情况下，也鼓励口服 EGFR-TKI 靶向药物的患者进行预防性护肤措施。包括减少日光暴露时间，使用防护服、防护帽、使用高保护系数和防止 UVA/UVB 的防晒产品，要选择无酒精的护肤产品，并避免任何香水及含刺激性香精的护肤产品。这样可以降低皮疹的发生和严重程度。当发生了上述不良反应，我们会遵循先分级，后处理的方法。根据严重程度来选择恰当的处理方式。下面就分别来介绍这类药物相关的皮疹、皮肤瘙痒干燥、甲沟炎和口腔口角炎的处理方法。

二、皮疹

皮疹属于皮肤黏膜的不良反应。

（一）皮疹表现

皮疹以轻度或中度红斑性 / 痤疮样皮疹形式表现，可能发生于日晒部位，甚至日晒会使其恶化。

（二）皮疹的预防管理

1. 严格防晒。包括避免过度暴晒日光、户外活动戴帽子和太阳镜；使用防晒系数较高的防晒乳，每隔 2h 或在出汗、游泳时补涂。

2. 保湿护肤。坚持每日使用无香精或防腐剂的低致敏性保湿润肤乳液。洗澡后 15min 内在干燥皮肤部位涂抹保湿产品。请勿使用油腻的乳霜，如含有石蜡和矿物油为基底的乳液。

3. 温和照顾。刮胡子应多加小心。使用温和的中性肥皂、洗发精和沐浴露。以温和的肥皂清洗床品和衣物。沐浴水温以微温为宜，以干净光滑的毛巾将身体拍干，不要用长绒毛巾擦拭身体皮肤。贴身衣物尽量选择宽松棉质。

4. 避免刺激。避免长时间沐浴。避免穿着引起皮肤发痒的羊毛与合成布料衣物。避免过度使用暖气，因为温暖干燥的空气会加重皮肤干燥。瘙痒时，将冰冷毛巾包裹冰块放置在患处，来替代用手抓挠。

（三）皮疹的分级

皮疹的分级见下表 3。

表 3　皮疹的分级

第 1 级	第 2 级	第 3 级	第 4 级
丘疹 / 脓包 < 10% 体表面积，伴或不伴症状	丘疹 / 脓包 10%～30% 体表面积，± 症状，影响社会心理，自理能力正常	丘疹 / 脓包 > 30% 体表面积，± 症状，自理能力受限，局部二重感染，需要口服用药	任意面积皮疹并且伴有广泛的二重感染，需要静脉注射抗生素

（四）皮疹的处理

第 1 级：外用抗生素（每日 2 次）；可选择的有克林

霉素 1%～2%、红霉素 1%～2%、四环素 1%、夫西地酸乳膏 2%。外用类固醇（醋酸曲安奈德 0.025%、地奈德 0.05%、阿氯米松 0.05%、丙酸氟替卡松 0.05%、醋酸氢化可的松 2.5%、戊酸氢化可的松）或钙调神经磷酸酶抑制药（他克莫司或吡美莫司软膏）每日 2 次，择其一使用。

第 2 级：停止使用外用抗生素，改为使用口服抗生素（如多西环素）治疗 6 周。外用类固醇或他克莫司软膏（每日 2 次），择其一使用。当有瘙痒症状时，可以考虑抗组胺类药物（考虑到其镇静效果通常晚间服用）。

第 3～4 级：3 级或 3 级以上的皮疹需要暂停服用靶向药物，请勿自行在家处理，而应该立即咨询您的主管医生及皮肤科医生，由医生进行处理。可能包括：口服抗生素（多西环素 100mg 每日 2 次，米诺环素 100mg 每日 2 次，土霉素 500mg 每日 2 次）治疗 6 周。

若疑似有感染（黄色硬皮、排脓，或者皮肤 / 鼻孔疼痛）：替换口服抗生素为广谱 / 阴性菌抗生素，考虑采集皮肤化验样品或细菌培养，局部类固醇或他克莫司软膏每日 2 次，可以处方短期口服 0.5mg/（kg・d）泼尼松龙 1 周。

阿法替尼不良反应导致的相关皮疹处理策略建议见图 38。

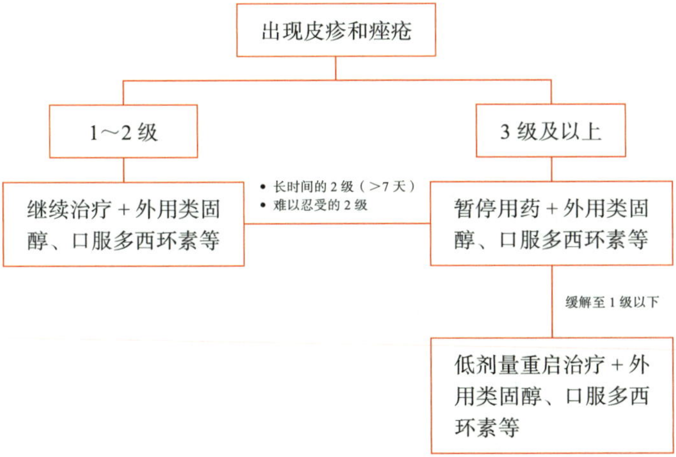

图 38　阿法替尼不良反应导致的相关皮疹处理策略

三、皮肤干痒、瘙痒及干燥

皮肤瘙痒和干燥也属于皮肤黏膜的不良反应。

（一）皮肤干痒的一般护理

1. 皮肤保湿。可使用含尿素、燕麦胶、凡士林或其他保湿成分的乳霜或乳液。常态使用防晒乳。使用不具刺激性的温和沐浴皂。

2. 避免刺激。穿着宽松棉质柔软的衣物，使用棉质床品。温水沐浴，避免水温过高和沐浴时间过长。温和肥皂清洗贴身衣物。将毛巾包裹冰块放在患处止痒，取代用手抓挠。避免过度使用暖气，因为温暖干燥的空气会让皮肤干燥。避免穿着让皮肤发痒的羊毛与合成材料制的衣物。避免搔抓导致皮肤破损。

（二）皮肤瘙痒及干燥的分级

皮肤瘙痒及干燥的分级见表 4。

表 4 皮肤瘙痒及干燥的分级

	第 1 级	第 2 级	第 3 级	第 4 级
瘙痒	轻度或局部	强烈或大面积	强烈或大面积，且干扰日常活动	—
干燥	有干燥但无症状	有症状但不干扰日常活动	干扰日常活动	—

（三）皮肤瘙痒的处理

第 1 级：中等强度外用类固醇（每日 2 次）或外用抗瘙痒药物（每日 4 次）（普莫卡因 1% 与多塞平 5% 乳霜）。使用冰袋或滋润乳。

第 2 级：在第 1 级用药基础上，可加用口服抗组胺药。

第 3 级：暂停口服靶向药物。联系主管医生及皮肤科医生。需遵医嘱进行处理。方法包括口服抗组胺药与 GABA 促效药（抗癫痫药或神经镇痛药）、阿瑞吡坦或多塞平。如有失眠，可考虑镇静类抗组胺药。若恢复至≤第 1 级，方可考虑降低剂量重新开始靶向治疗。

（四）皮肤干燥的处理

第 1 级：每日 2 次以非处方保湿乳霜或软膏涂抹脸

部，以乳酸铵 12% 乳霜涂抹身体。

第 2 级：在第 1 级处理方法基础上，用水杨酸 6% 乳霜，每日 2 次（乳酸铵和水杨酸要避开丘疹和破损皮肤区域），以其他适当产品涂抹身体。如果有湿疹出现，可以考虑使用局部类固醇。

第 3 级：暂停口服靶向药物，并积极联系主管医生及皮肤科医生，需遵医嘱进行处理。方法在第 2 级处理基础之上，还包括湿疹部位加用外用类固醇（每日 2 次）。如果有瘙痒，可以考虑抗组胺药物。若恢复至≤第 1 级，方可降低剂量重新开始靶向治疗。

（农靖颖）

四、甲沟炎

甲沟炎也是口服小分子靶向药物较常见的不良反应。甲沟炎通常出现在治疗后的 1～6 个月，影响生活质量。此篇介绍甲沟炎的处理。处理上遵循先分级、后处理的原则，根据严重程度来选择恰当的处理方式，必要时请积极就医。

（一）甲沟炎的表现

甲沟炎的主要表现为手脚指甲周围皮肤红肿（可分为 1～3 级甲沟炎）。

（二）甲沟炎的一般护理

请勿拉扯指甲周围的皮肤，减少感染风险。不要啃咬指甲、过度修指甲、避免指甲创伤。

指甲不要留长。避免接触刺激性物质（如清洁剂）。避免接触合成材质手套。保持手脚干燥。

（三）甲沟炎的分级

甲沟炎的分级情况见表 5。

表 5　甲沟炎的分级

第 1 级	第 2 级	第 3 级	第 4 级
甲襞水肿或红斑，指甲周围的表皮破裂	需要局部治疗，需要口服药物治疗（例如，抗生素、抗真菌药物、抗病毒药物），甲襞水肿或红斑与疼痛，伴随分泌物或指甲板分离；需使用器械，日常活动受限	需要手术治疗或静脉注射抗生素，自我照护之日常活动受限	—

（四）甲沟炎的处理

第 1 级：外用抗生素 / 抗菌剂如：克林霉素 1%、红霉素 1%、四环素 1% 或氯霉素 1%、碘软膏。醋浸泡液（包含每天将手指或足趾浸泡于 1∶1 白醋水溶液中 15min）与外用超强效类固醇。

第 2 级：外用抗生素，醋浸泡液，每周敷用 1 次硝酸银治疗肉芽或低温疗法或化学 / 电腐蚀灼烧。外用超强效类固醇。

第 3 级：及时就诊，依据皮肤科医嘱进行处理，并停用靶向药。外用抗生素，醋浸泡液，如有裂开伤口 / 肉芽，每周敷用 1 次硝酸银或低温疗法或化学 / 电腐蚀灼烧。考虑指甲拔除术与使用全身性抗生素（全身性抗生素包括四环霉素与抗微生物药物，应避免使用强效 P- 糖蛋白抑制药：红霉素）。

硝酸银的使用方法：一旦肉芽组织生长确定后，用棉签蘸取 20% 硝酸银，涂抹在肉芽组织的伤口表面，每周重复 1 次，至无新的肉芽组织或伤口出现，连续 6 周硝酸银治疗后肉芽持续存在，可考虑指甲剥离（以上操作请在皮肤科医生指导下进行）。

五、口腔炎

对于靶向药物不良反应造成的口腔炎。处理上遵循先分级、后处理的原则，根据严重程度来选择恰当的处理方式，必要时请积极就医。

（一）口腔炎的表现

口腔炎是口腔内的炎症反应，可合并溃疡。表现为牙龈、舌头、嘴唇及口腔出现红斑、溃疡或出血。

（二）口腔炎的一般护理

如发生口腔溃疡、局部疼痛、吞咽困难等症状，请第一时间咨询医生。

靶向药物用药前：①应进行口腔查体（口腔卫生一般状况、齿缺失，其他口腔疾病）；②告知医生口腔病史（牙龈炎病史，口腔溃疡病史，既往肿瘤治疗相关口腔黏膜病变史）；③必要的口腔清洁或治疗。靶向药物用药后：使用软毛牙刷轻刷牙，餐后与睡前以温盐水漱口，避免使用含酒精的漱口液。

出现口腔炎疼痛时，使用护唇膏或凡士林防止嘴唇干燥；用冰块或棒冰使口腔麻木。

饮食建议：①温凉饮食；②饮用大量水并使用吸管；③食用软质湿润的食物（如土豆泥、炒蛋、通心粉及奶酪、软的水果、煮烂的食物）；④避免酸性或刺激性果汁与食物（如西红柿或柑橘类）；⑤避免辛辣或咸的食物；⑥避免粗糙的食物。

（三）口腔炎的分级

口腔炎的分级情况见表6。

表6　口腔炎的分级

第1级	第2级	第3级	第4级
黏膜红斑	不均匀分布的补丁状溃疡或伪膜	融合性溃疡或伪膜，出血与轻微创伤	组织坏死，显著的自发性出血，危及性命的后果

（四）口腔炎的处理

第 1 级：使用不含酒精的漱口水、生理盐水或碳酸氢钠溶液漱口。考虑预防真菌，病毒和细菌感染。使用局部或系统性抗菌药物治疗感染。咨询口腔科，按需将曲安西龙加入齿科糊剂中，每日 2～3 次。

第 2 级：局部使用类固醇。增加局部口腔镇痛治疗，如局部麻醉剂，盐酸苄达明冲洗和黏膜修复剂减轻疼痛。如果确定疱疹感染，应抗病毒治疗，根据具体情况予以抗真菌治疗（首选局部）。维持曲安西龙治疗，可增加口服米诺环素每日 50mg 或红霉素每日 250～350mg。

第 3 级以上：及时就诊，依据口腔科医嘱进行处理，并停用靶向药。在第 2 级处理方法基础上，按需使用氯倍他索软膏，每日 2～3 次，同时口服米诺环素（100mg/d）或红霉素（500mg/d）；根据临床特征，进行对症处理（局部或全身）。若恢复至低于第 2 级，咨询医生后可考虑启用 EGFR-TKI，药物剂量水平由医生判定（以上处理均应在口腔科医生指导下进行）。

（农靖颖）

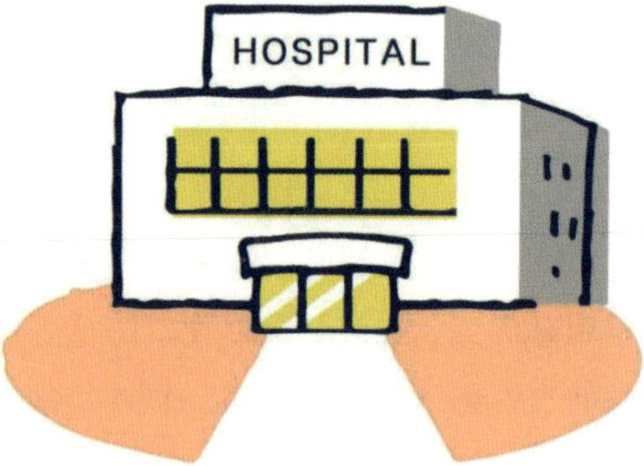
HOSPITAL

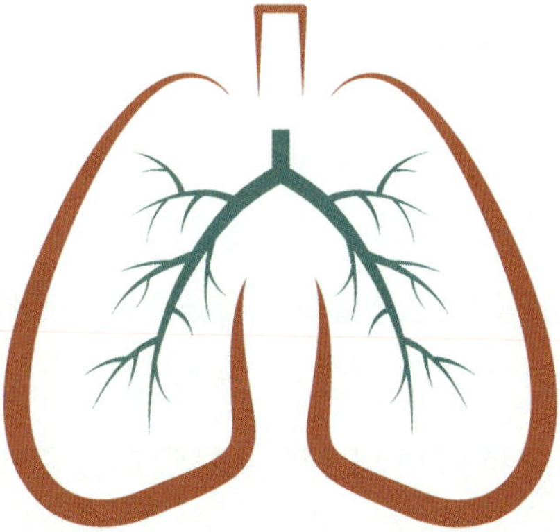

康复篇

肺癌手术患者出院指导

一、保持良好的心态

经过外科手术等治疗措施，肺癌完全有可能治愈，因此您对自己的病情及治疗期间的反应要有正确的认识，务必保持乐观开朗的情绪，坚信自己一定能战胜疾病。只有调整心态，树立信心，积极配合治疗，才能调动身体内部的抗病机制，消极悲观对康复是非常不利的。

二、合理饮食

维持正常饮食，多进食高蛋白、高热量、富含维生素的食物，以提高机体抵抗力，促进伤口愈合。不要忌口，各种食品要清淡，新鲜富于营养，易于消化都可以吃，不吃或少吃辛辣刺激的食物，禁烟酒。

三、伤口护理

一般情况下拔管后 7～10 天门诊挂号伤口拆线，若需伤口换药，一般每周换药 1～2 次（特殊情况请咨询主管医生）。未愈合的伤口尽量不要沾水，可采取擦浴的方法清洁身体。

四、自我防护

要重视呼吸道的防护，保持口腔卫生，注意气候冷暖变化，尽量避免感冒，如果发生上呼吸道感染，及时就医用药，彻底治疗，以免发生肺炎。避免出入公共场所，避免接触粉尘、烟雾及化学刺激物品，避免吸入二手烟。

五、坚持进行呼吸功能锻炼

坚持进行呼吸功能锻炼，可增强余肺功能。每日做缩唇腹式呼吸 2 次，每次至少 10 组。方法：先用鼻吸气，吸气时长 3s，吸气同时鼓肚子，胸部尽量保持不动，自觉腹部气体已吸满。屏气数秒后呼气。呼气时，将嘴唇缩起，像吹口哨一样慢慢吐气，吐气时长 6s，同时腹部随之瘪下去，直至自觉吐尽所有气体。

六、消除紧张

如果您还有一些刺激咳嗽，您不必紧张，因为肺切除后，气管残端在愈合过程中可能会引起咳嗽，您要注意有痰一定要及时咳出来。如果痰较为黏稠，您可以服用一些去痰药物如沐舒坦等，如果咳嗽较严重影响您的休息，您可以服用一些镇咳药物如复方甘草合剂（具体用药情况请咨询医生）。如果您感觉手术伤口有针刺样的疼痛和麻木感，与手术时切断了胸壁的神经有关，您要有耐心，数月后，这种不适感才会慢慢消退。

七、活动

术后适量运动可以增强体质，帮助身体恢复，您可以采用慢走、打太极拳等轻缓的运动形式，避免剧烈运动。

八、出院带药

出院所带药物，请遵照医嘱按时服用，如有不良反应，请及时联系主管医生决定是否停用。

九、定期随访

坚持长期定期随访，这是非常重要的。一般情况下出院后 2 周来门诊复查（特殊情况请咨询主管医生），术后第一年内每 3 个月复查 1 次，第一年后至第三年内每半年复查 1 次，第三年后无特殊情况可延长至每年复查 1 次。医生会给您复查胸部 X 线片、胸部 CT、腹部 B 超等，根据需要还可能进行全身骨扫描、头颅磁共振等其他检查。

十、恢复工作

因手术后需要一段时间的休养和恢复，待身体完全康复后，您可视体质情况逐步恢复工作。

（张静涛）

胸外科术后伤口疼痛一般持续多久

问：术后伤口一点也不痛，正常吗？

答：正常。现在术后多数情况下，多种镇痛方案联合应用，确实可以做到零疼痛；疼痛毕竟是一种主观感受，个体差异的确很大。

问：术后伤口疼痛厉害，不能咳嗽也不敢动，需要加用镇痛药吗？

答：可以。但首先排除 PCIA 管道是否通畅，其次要排除药量是否足够，再次是引流管头是否触及壁层胸膜。若现有镇痛方法无法达到预期效果，则应考虑加用其他镇痛药或退引流管。经上述处理后，剧烈疼痛得不到缓解且影响到呼吸，需要除外肺栓塞或心绞痛等。

问：回家后伤口仍很痛，可不可以自己买点镇痛药吃？

答：可以，但也只能用非甾体类镇痛药，如芬必得等。必要时就诊，否则长时间服用不仅会导致成瘾或耐药，还会有其他不良反应，如头晕、呕吐等。

问：伤口疼痛一般会持续多长时间？

答：从伤口及神经恢复的病理过程看，可能会持续6个月甚至更长时间。

问：切口发麻或针刺样改变，正常吗？

答：正常。在中医里面，发麻说明身体的气足血不足，气过来血过不来；针刺样改变说明神经逐渐恢复。此时建议局部理疗，加快血液循环，减轻水肿，促进愈合。

（刘宝东）

胸外科术后应该怎么吃

胸外科患者术后最关注的事，就是术后伤口长得好不好，做完手术能吃什么，有什么忌口？

一、伤口的愈合过程

胸外科术后，如果伤口创缘整齐、对合良好，没有感染，此时的伤口愈合过程称为一期愈合：其病理过程表现为24～48h表皮再生，72h肉芽填满伤口，5～7天胶原纤维连接，2周瘢痕变白，1个月后胶原组织增多。部分伤口由于对合不好或感染无法达到一期愈合，需要二期愈合。

影响胸外科术后伤口愈合的因素主要有高龄、营养、血液循环、感染，也包括情绪、睡眠及基础病，如糖尿病等。

二、术后吃什么

营养方面需要注意补充蛋白质、维生素C和锌。

蛋白质：严重的蛋白质缺乏，尤其是含硫氨基酸（如甲硫氨酸、胱氨酸）缺乏时，肉芽组织及胶原形成不良，伤口愈合延迟。而甲硫氨酸和胱氨酸又是人体不能合成的氨基酸，必须通过食物摄取，如富含甲硫氨酸的食物有鸡蛋、芝麻、葵花籽、乳制品、酵母、海藻类、叶类蔬菜等。富含胱氨酸的食物有黑米、燕麦、玉米、黄豆、花生等。因此，只要一日三餐食物丰富多样就可以满足身体的需要。

维生素 C： 维生素 C 对伤口的愈合最重要。这是由于 α- 多肽链中的两个主要氨基酸——脯氨酸及赖氨酸必须经羟化酶羟化才能形成前胶原分子，而维生素 C 具有催化羟化酶的作用。因此，维生素 C 缺乏时，前胶原分子难以形成，从而影响胶原纤维的形成。富含维生素 C 的食物主要是绿叶蔬菜和新鲜水果。但是维生素 C 摄入量太高可能会使人体出现高尿酸尿症和高草酸尿症。更值得注意的是，大量摄取维生素 C 令人产生依赖的情况，如果停止维生素 C 的摄入很快会出现维生素 C 缺乏的症状。所以，建议大家多吃新鲜的蔬菜水果来补充日常需要的维生素 C，而不是额外购买补充剂。

锌： 在微量元素中锌对创伤愈合有重要作用，手术后伤口愈合延迟的患者，皮肤中锌的含量大多比愈合良好的患者低，因此补给锌能促进愈合。富含锌的食物有瘦牛肉、猪肉、羊肉、鸡心、鱼、牡蛎、蛋黄、脱脂奶粉、小麦胚芽、芝麻、核桃、豆类、花生、小米、萝卜等，同样过犹不及，大量的锌能抑制吞噬细胞的活性和杀菌力，从而降低人体的免疫功能，使抗病能力减弱。

三、饮食禁忌

避免进食辛辣、刺激性食物，常见的包括生姜、辣椒、花椒、胡椒、鱼、虾等。

避免或控制油炸及烧烤类食物。

避免含有酒精的饮品。

减少食入高糖、高脂的食物，以免引起伤口的感染和脂肪的液化。

四、“发物”到底能不能吃

“发物”指富于营养或有刺激性特别容易诱发某些宿疾的食物。如果你对这些食物没有过敏史，应该不必担心。

五、伤口迟迟不愈合，需要测血糖

血液和组织的高糖状态是细菌良好的培养基，细菌容易生长繁殖，感染很难控制。所以，如果伤口迟迟不愈合，要考虑血糖的因素。血糖多高算高呢？空腹血糖的正常值为 3.9～6.1mmol/L，空腹指的是早晨起床后未进食之前；餐后 2h 的血糖正常值是≤7.8mmol/L，餐后 2h 指的是从第一口饭开始算起 2h 后。

（刘宝东）

重视胸外科术后的第一口痰

胸外科医生在术后第一天的早查房，问患者的第一句话往往是：咳嗽了吗？咳出痰了吗？什么颜色的痰？由此可见，胸外科术后的快速康复中，呼吸道管理多么的重要。

一、胸外科手术

目前大部分胸外科手术是在胸腔镜下完成的，即“微创手术”。“微创”是一种理念，是指某种技术的外观创口最小和对全身应激反应影响最小（两个最小），但是由于胸腔镜的杠杆作用可能导致肋间神经的损伤。

胸外科手术一般需要双腔气管插管，手术侧肺萎陷，手术结束肺再恢复通气/换气功能，此时部分肺泡还没有完全复张，分泌物没有吸出彻底。

胸外科手术切除部分肺组织和清扫纵隔淋巴结，影响了呼吸面积和气管支气管的张力。

手术结束前胸腔内一般需要放置胸腔引流管，目的是恢复术侧胸膜腔负压，以便肺复张。

基于以上因素，由于手术切口疼痛，胸腔引流管的刺激、气管支气管张力升高，肺泡内分泌物留存等原因，可能会出现术后气短等表现，只有做好呼吸道管理，分泌物排出，才能使肺完全复张，少量漏气的肺泡贴合到脏胸膜而很快闭上，此时才能拔管。否则可能发生肺不张、低氧血症、肺部感染、呼吸衰竭、漏气（带管）时间较长。

二、有效咳嗽

有效咳嗽是指通过咳嗽能有效地将肺内残气挤出体外，带动着将痰排出体外。从发力部位应该是由膈肌和肋间肌发起，需要声门和呼吸肌紧密配合。即在深吸气后，需要一个短暂屏气关闭声门，再松开声门，使气体带着分泌物鱼贯而出。剧烈咳嗽会崩裂伤口吗？大可不必担心。如果你不能有效的咳嗽，建议你轻轻咳嗽，慢慢地把肺泡中的痰堆到中央气道，然后再咳出来。另外，实在咳不出来需要休息一段时间，充分地休息以后再咳嗽。

三、医护措施

- 刺激胸骨上窝的气管，对部分颈部较短的患者无效。
- 雾化吸入。
- 鼻导管吸痰。
- 气管镜吸痰。

希望广大患者在术前戒烟至少 2 周，并做好呼吸功能锻炼，练习平卧位咳嗽。重视胸外科术后第一口痰，尤其是血性痰。

（刘宝东）

手术后多长时间能洗澡

早在 20 世纪 80—90 年代，针对手术后多长时间能洗澡这个问题就已经有了很多权威的研究，而且，结果出奇地一致：与包扎不洗澡相比，手术后伤口没拆线（图 39）就洗澡，并不会增加缝合伤口感染概率。

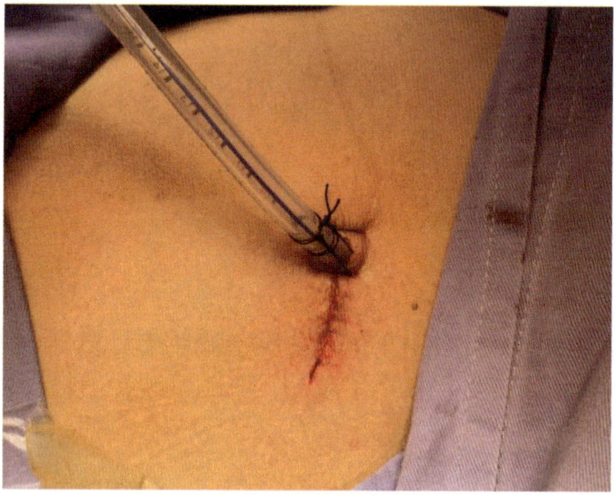

图 39　缝合伤口未拆线示意

2006 年，克莱尔·希尔（Clare Heal）教授团队在 *BMJ* 上发表了一篇关于《伤口没拆线到底能不能沾水？》的文章。结论显示：干燥组伤口感染率为 8.9%，而洗澡组伤口感染率为 8.4%，两组的感染率数值没有统计学差异。也就是说，手术后 48h 就沾水洗澡，跟手术后一直不沾水，伤口感染的概率是没区别的。所以，希尔教授认为皮肤缝合后不用包扎，不等拆线就可以放心洗澡。

同样的，保罗·戴敦（Paul Dayton）教授等于 2013 年发表了一篇系统评价，研究纳入了已发表的 9 篇权威研究，包含了缝合、钉皮等各种缝合方法，共涉及 2150 例患者，最终的结果与等到拆线后才洗澡相比，没拆线就沾水洗澡（不管是淋浴还是盆浴）并不会增加伤口感染风险。

中国台湾地区也进行了类似的临床实验研究，并于 2016 年发表。结论如下：①洗澡组的感染率是 1.8%，不洗澡组感染率是 2.7%。两组感染率没有统计学差异。②洗澡组的患者满意度明显高于不洗澡组，且洗澡组伤口护理花费明显低于不洗澡组。

上述观点共同指向洗澡不仅提高患者满意度而且降低伤口护理费用。

但我们应该仍秉承安全第一的原则。权威循证医学指南 UpToDate 临床顾问，针对这个问题也给出了建议，其中包括：①手术（缝合皮肤）后，24h 内应保持无菌敷料覆盖。24h 以后，绝大部分缝合伤口可以不用包扎，直接暴露在空气中。②使用不可吸收线缝合的伤口，缝合术后 24h 后就可以用肥皂和清水洗澡。但用可吸收线缝合的伤口沾水后缝线有可能溶解，因此不能洗澡，而要保持伤口干燥。

（刘宝东）

肺切除术后怎么锻炼

随着电视胸腔镜肺叶、肺段及肺楔形切除手术的快速发展，越来越多的肺部疾病患者从中获益，每一个肺部手术患者在手术完成后都希望能够尽快康复，早日出院，但由于术后留置胸腔引流管、术后疼痛及“三分治、七分养”、手术大伤“元气”等传统观念影响，患者术后不愿主动下床活动，可是你知道吗，要想快速康复不仅要以手术顺利为基础，而且在此基础上还需要加强术后康复功能锻炼。

我们鼓励患者早期床上活动，并按计划展开上下肢锻炼运动，之后则可以逐渐下床活动。肺部手术患者在术后进行上下肢渐进式功能锻炼和呼吸功能锻炼不仅能够促进患侧肢体功能恢复，提高肺活量，还能够预防并发症及术后瘢痕挛缩的发生，下面讲解一下肺切除术后可以进行的肢体功能锻炼。

一、上肢功能锻炼方法

手术当日，患者清醒后可做手部腕部运动（图40）：五指同时屈伸、握拳；做屈腕运动、旋腕运动。

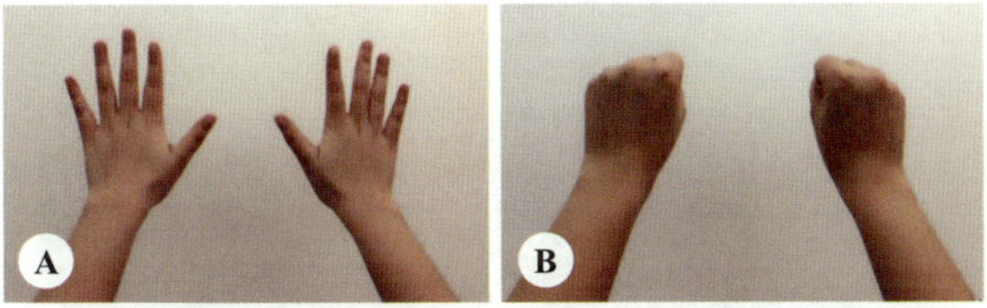

图40　术后手腕运动示意

手术后第1天，开始做肘部屈伸运动（图41）：用患侧手洗脸，持杯或刷牙等一些力所能及的事情。每日锻炼3次，每次5～10min。

手术后第2天，开始肘部抬高运动（图42）：可做梳头运动，锻炼时保持颈部挺直，不要倾斜，肘部抬高到自然位置并保持，然后面对着镜子梳头发，抑或坐位时用一侧手托住肘部做上肢平举、上举运动。每日锻炼3次，每次5～10min。

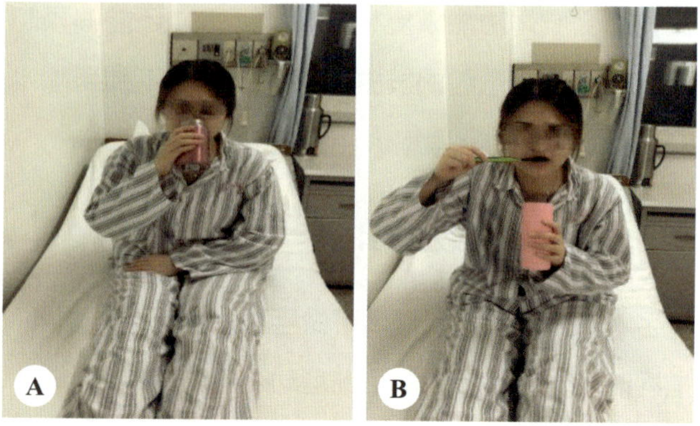

图 41　术后肘部屈伸运动示意

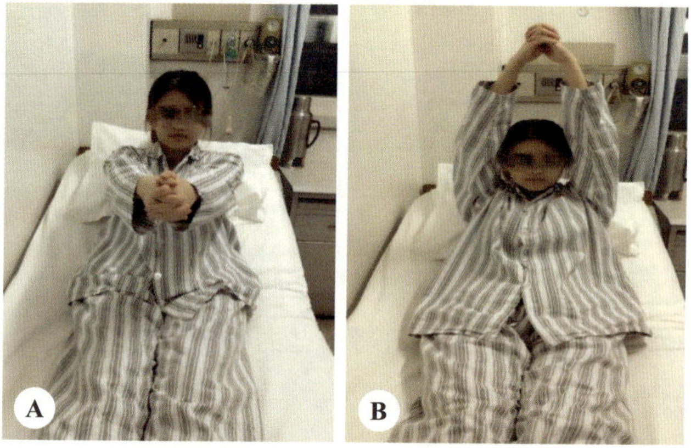

图 42　术后肘部抬高运动示意

手术后第 3 天，开始进行摆臂膀运动（图 43）：将双手向着左右的方向大幅度摆动，值得注意的是，为了避免患侧肢体和健侧肢体产生区别应同时用力，每日锻炼 3 次，每次 5～10min。

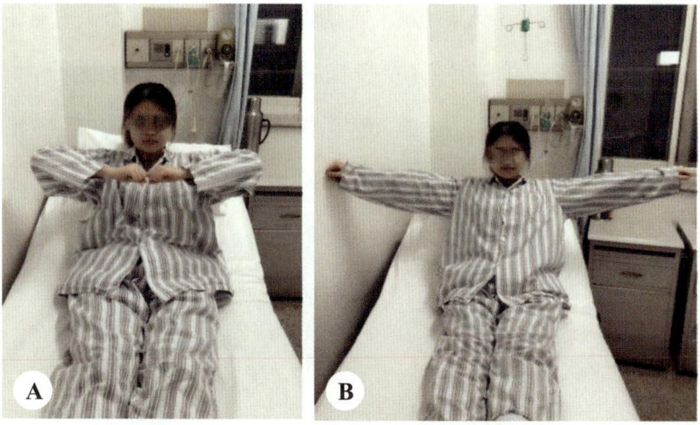

图 43　术后摆臂膀运动示意

手术后第 4 天，开始进行膀根运动（图 44）：将一侧手越过头顶，触摸对侧耳朵，锻炼时患者颈部不要倾斜，每日锻炼 3 次，每次 5～10min。

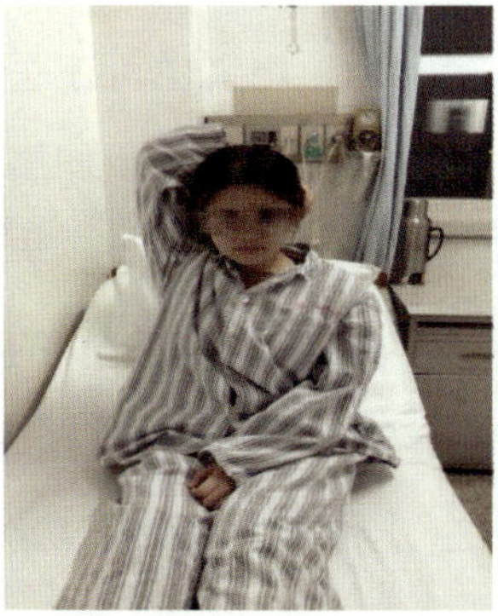

图 44　术后膀根运动示意

手术后第 5 天，进行扇动臂膀运动（图 45）：简单来说就是将双手的十指放在脑后叠加，两肘在前面开合，且要保证两肘高度一致，然后逐渐向后方展开，每日锻炼 3 次，每次 5～10min。

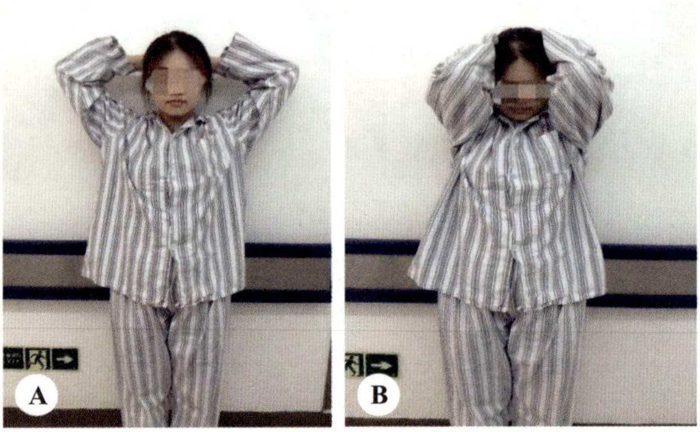

图 45　术后扇动臂膀运动示意

当可以下床活动后，患者也可在医护人员协助下进行爬墙训练（图 46）：即手臂相反伸展平于体侧，然后站立在与墙壁间隔 10cm 的距离处，手指沿墙壁向上攀爬，在此期间保证手臂伸直，在攀爬的同时脚部应向着墙壁的方向移动，当身体紧贴墙壁以后再缓慢向下爬，直至身体回到原位，以此来锻炼上肢功能。

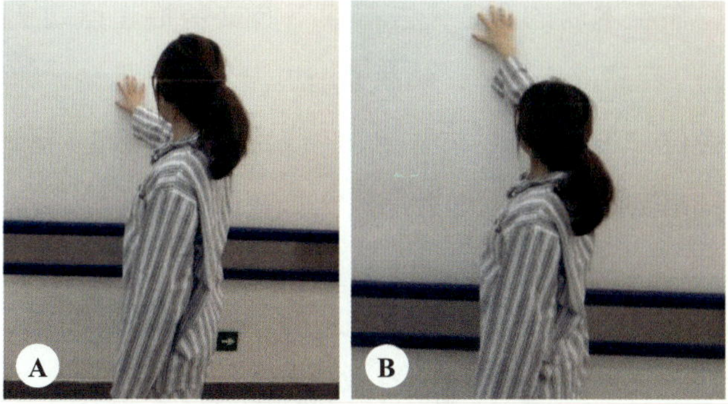

图 46　术后爬墙训练示意

二、下肢功能的锻炼

手术当天，当患者麻醉清醒之后应开始做下肢背伸运动（图 47），锻炼方式为：取仰卧位将双腿弯曲，同时将双手平放于身体的两侧，双足放平即可，每隔 1～2h 锻炼 1 次，每次 3～5min。

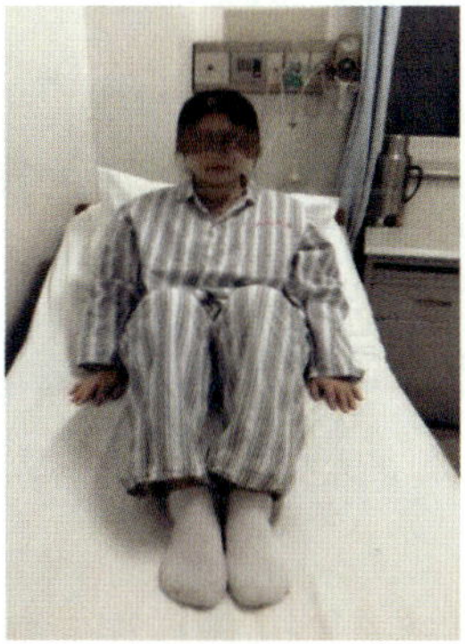

图 47　术后下肢背伸运动示意

在手术后的第 2 天进行双下肢交替抬起运动（图 48），尽量高于身体，然后逐渐过渡到蹬车运动，即取仰卧位，双手放在身体两侧，将双足抬高进行蹬车运动，如同蹬自行车一样。

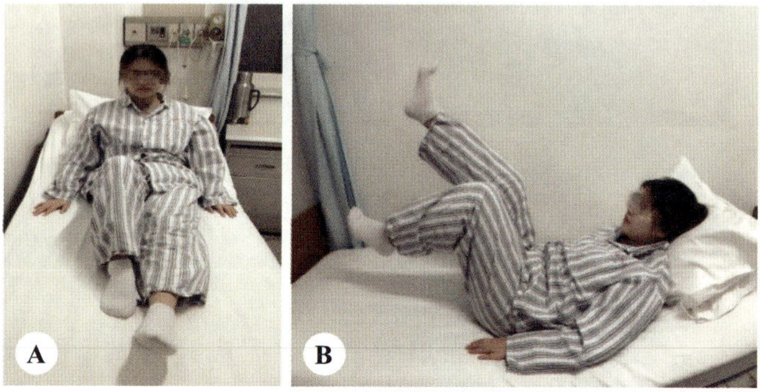

图 48　术后双下肢交替抬起运动示意

同时在术后第 2 天可以开始试着离床活动（图 49），可在他人的帮助下离床，先以坐位坐于床边，如没有头晕等感觉再下床，注意要缓慢地下床，可以借助床栏或是椅子等物品，活动要以无疲劳感为宜，切记不要过度运动以免适得其反。

术后第 3 天可以适当增加离床活动量（图 50），每日下床次数可以增加到 3～5 次，同样要以不觉疲劳为宜。

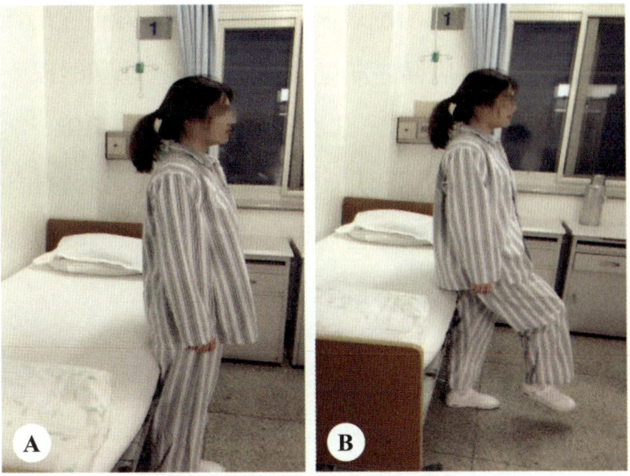

图 49　术后离床活动示意

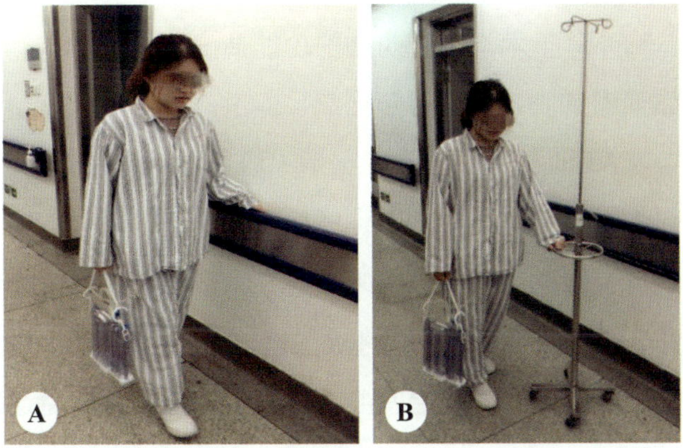

图 50　术后增加离床活动量示意

可以结合自身情况以及可承受的运动量进行运动，不可操之过急，应循序渐进地开展运动，起初时以刚觉气喘为宜，每日锻炼 2～3 次，建议爬 2～3 层楼，随后可以根据病情恢复情况逐渐增加每日锻炼次数和楼层数。提醒大家一句，如果不喜欢爬楼梯，也可以进行斜坡走路运动，两者效果基本相同。

（强　莹）

呼吸功能锻炼，您是否做了

胸外科手术常常会对肺部功能造成一定的影响，那么如何锻炼肺功能，养足血氧、促进健康，顺利度过围术期呢？

先让我们来了解一下，什么是呼吸功能锻炼？它是以进行有效的呼吸，增强呼吸肌，特别是膈肌的肌力和耐力为主要原则，以减轻呼吸困难，提高机体活动能力、预防呼吸肌疲劳、防治发生呼吸衰竭及提高患者生活质量为目的的锻炼方法。

呼吸功能锻炼对肺部手术围术期恢复极为重要，比如掌握有效呼吸方法、走路、爬楼梯、游泳、适当肢体功能锻炼，都可以帮助我们排出肺部废气，让我们的肺部更加健康！下面我们来具体学习两个呼吸功能锻炼的方法：腹式缩唇呼吸和全身呼吸操。

一、腹式缩唇呼吸

先用鼻吸气，吸气时默数 1s、2s、3s，吸气同时鼓肚子，屏气 3～5s，呼气时将嘴唇缩起，像吹口哨或吹蜡烛一样，默数 1s、2s、3s、4s、5s、6s，用嘴把气呼出去，同时腹部下陷。建议每日至少练习 2 次，每次 5～10 组。如图 51 所示。

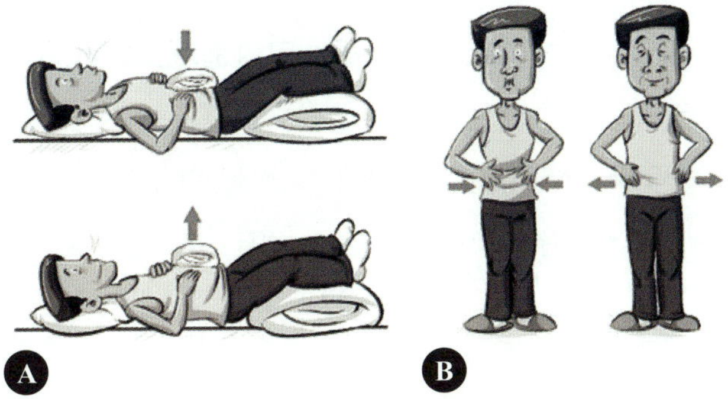

图 51　腹式缩唇呼吸示意

A. 腹式呼吸；B. 吹笛样呼气

二、全身呼吸操

- 提肩运动：双手自然下垂站立，吸气的同时提双肩，呼气的同时下降双肩，重复动作。

- 旋转运动：左手抬高与身体成90°，右手弯曲平行，旋转时吸气，复位时呼气，重复动作。
- 提膝运动：保持身体直立，抬左腿与地面保持90°，放下时缓慢呼气，重复动作。
- 扩胸运动：向左跨步与肩同宽，跨步同时左臂与身体成90°，右臂弯曲与身体平行，向后外扩时吸气，复位呼气，重复动作。
- 伸展运动：左腿弯曲向前迈步，尽量与地面成90°，迈开时双臂打开，向后扩展时吸气，复位时呼气，重复动作。

练习全身呼吸操时请您根据自身情况量力而行，注意安全！

为了拥有健康的肺，让我们锻炼起来吧！

（张静涛　赵明霄　王　晴　强　莹　鄂佳宁）

肺癌术后复查，您是否做了

肺癌的检出不断增加，更多早期肺癌得到及时的根治，但肺癌不免有术后的复发和转移，尤其是中晚期患者。甚至一部分患者会再次罹患肺癌，因此肺癌患者术后都要进行定期检查、随访。很多患者对于肺癌术后的复查一头雾水，常常想进一步的了解，做到心里有数，今天我们就谈谈肺癌术后复查的那些事。

一、复查频次和复查项目

肺癌术后复查，也就是定期到医院检查，一般来讲，术后第一年，每 3 个月复查 1 次；第二年和第三年，每半年复查 1 次；第三年后，每年复查 1 次。

复查项目一般分为影像学检查和抽血化验两部分，影像学的目的在于了解原发肿瘤有无复发、肺内转移及远处转移的情况，一般包括胸部增强 CT、腹部脏器超声、头颅磁共振、骨扫描。抽血化验一般就是肿瘤标志物，肿瘤标志物主要结合患者术前的情况，术后的动态变化来分析，以提供给临床参考。

当然，许多时候术后复查的频度以及具体项目要根据患者不同的病情做个体化调整，比如有的患者某一项肺癌肿瘤标志物突然升高，我们会安排患者 1～2 个月再次复查肿瘤标志物，如果持续升高可能需要更加全面的检查来找出原因所在，或者某些患者出现痰中带血，影像学没有提示异常，我们会建议患者行气管镜检查排查等。总而言之，术后复查如能按时进行，则善莫大焉。

癌症不管是怎么治愈的，都不可以大意后期的复检。任何肿瘤都会有复发、转移的可能，只是治疗结束时间越长，出现问题的可能性越小。

定期复查的另一个好处是患者能及时从医生那里得到关于肺癌治疗的最新进展，能在第一时间了解肿瘤治疗的新技术、新药物。

如果发现新的问题，要及时采取新的有效治疗策略，让患者在出现复发、转移的早期就能够得到及时的治疗，这样比等到肿块长到很大、转移部位很多的时候再采取治疗要好很多。

二、复查后患者该怎么做

肺癌治疗结束以后，很多患者朋友有一定的自我监测经验，作为医生，我们希望患者不光严格的执行我们的复查建议，更希望患者能将复查的资料系统、完整的保存，方便每次门诊复查的对比查询。我们建议患者自己建一个档案，把每次检查的异常结果记录下来，如肿瘤标记物的数值，刚开始很高，手术切除肿块后数值下降了，做完辅助化疗之后又是多少，多少年后复发或有问题的时候就可以直接看到最早期的数值，这样纵向的变化资料为医生提供了有效的参考，事半功倍，看到这样资料的医生们往往眼前一亮，印象深刻。

对于每次复查后的资料，患者朋友一定要完整保存，影像资料不要折叠卷压，更要避免置于车内承受高温，每次门诊复诊，事先带好之前的复查资料，并且按时间排好顺序，不要将数次的资料完全混在一起，提前做好这些并不困难，却能在繁忙的门诊就诊时节约大量时间。

总而言之，如果患者有一个非常好的系统随访结果和完善的记录，将会为求治带来极大的便利，减少不必要的弯路，更有利于尽快尽早地获得最佳治疗。

（张培龙）

肺癌患者能否接种流感疫苗

冬季是流行性感冒（流感）的高发期，流感是由流感病毒引起的，同新型冠状病毒感染的肺炎一样可经呼吸道传染迅速传播。全人群对流感普遍易感，同时新型冠状病毒感染仍有散发出现，以后可能会出现新型冠状病毒感染与流感等呼吸道传染病叠加流行的情况。流感疫苗被证实是预防流感最有效的手段，肺癌患者作为相对特殊的一类人群，能否接种流感疫苗呢?

答案是肯定的，肺癌患者不但可以接种流感疫苗，而且还被指南推荐每年接种流感疫苗。但是有以下几点要注意：①流感疫苗分为灭活疫苗和减毒活疫苗两种，肿瘤患者是不能接种减毒活疫苗的，但是您可以放心，因为减毒活疫苗只用于 3—17 岁人群的接种。②肺部手术后 30 天内的患者不建议接种流感疫苗。③接受化疗或放疗的患者，建议放化疗结束 3 个月以后再进行流感疫苗的接种。

说完了与肺癌患者密切相关的流感疫苗注意事项，在这里我们温馨提醒您流感疫苗接种的禁忌证：①对疫苗中所含任何成分（包括辅料、甲醛、裂解剂及抗生素）过敏者禁止接种。②伴或不伴发热的急性疾病患者应待症状消失后再接种。③上次接种流感疫苗后 6 周内出现吉兰 - 巴雷综合征的患者应特别注意。

另外一个大家考虑比较多的问题就是市面上的疫苗有那么多种，我们该如何选择呢？目前厂家供应流感疫苗，主要分为三价灭活疫苗，三价减毒活疫苗和四价灭活疫苗三大类，上面已经提到过减毒活疫苗只用于 3—17 岁人群的接种。目前的研究表明三价灭活疫苗和四价灭活疫苗在安全性和效果上均没有明显差别，国产和进口流感疫苗相比也没有明显差别。用最简单的话来说，目前大家在正规渠道接种的流感疫苗都是安全可靠的，大家可以随意选择。

最后，没有接种禁忌证，不是刚做完手术的，近期内没有接受过且没有计划短期内进行放化疗的肺癌患者都是可以并且被推荐每年接种流感疫苗的，对于疫苗的种类及厂家可以随意选择。

（钱　坤　魏博华）

肺癌患者能否接种新型冠状病毒疫苗

一、新型冠状病毒感染与肺癌

为更好地应对 COVID-19 大流行，最大限度地保护人民生命安全和身体健康，已对老年人等重点人群实施针对性新型冠状病毒疫苗接种。那么，对于肺癌患者这样的特殊群体，是否可以接种新型冠状病毒疫苗呢？

官方给出的答案是：临床证据不足，暂不建议接种。央视新闻发布：“恶性肿瘤患者为不适合接种疫苗的人群。”北京市疾控中心表示，大规模新型冠状病毒疫苗的接种，暂不适合年龄不在 18—59 岁，以及孕妇、哺乳期女性、正处在发热感染性疾病急性期患者、患免疫缺陷或免疫紊乱的人群，以及患严重肝肾疾病，药物不可控制的高血压、糖尿病并发症，恶性肿瘤患者等人员。

新型冠状病毒疫苗接种知情同意书上也明确标示：接种禁忌包含恶性肿瘤。

二、肺癌患者为何不能接种新型冠状病毒疫苗

新型冠状病毒疫苗是通过传统技术制成的灭活疫苗，也就是将新型冠状病毒杀死，让其失去传染及致病的能力，但又保留了自身的“反派标签”。当人们接种新型冠状病毒疫苗，就好像感染了新型冠状病毒，机体立刻启动免疫功能，并且将这个过程记录下来。倘若今后真的接触到新型冠状病毒，机体也会马上唤醒“记忆”，迅速产生抗体，来抵御新型冠状病毒，避免发病。但人体接种完新型冠状病毒疫苗并产生抗体的这一“演习”过程本身就会消耗掉一部分免疫力，肺癌患者本身免疫力就比正常人要弱，接种疫苗的风险就要比常人高得多，恐怕招架不住疫苗对免疫系统的考验。如果接种，可能导致多种不良反应及不良反应的出现，甚至导致原有的肺癌加重，因此目前不推荐肺癌患者接种新型冠状病毒疫苗。

总之，新型冠状病毒疫苗问世时间并不长，也许有些风险还未表现出来，肺癌患者是否一定不能接种新型冠状病毒疫苗还需要更多的临床实验来论证，所以从安全角度出发，肺癌患者暂不接种新型冠状病毒疫苗，是眼下最合适的做法。

那么，接受过根治性手术的癌前病变、原位癌、微浸润等早期肺癌患者能否接种新型冠状病毒疫苗？

答案并不是绝对的。虽然专家都表示不建议肺癌患者接种，但毕竟暂时还没有相关的临床试验数据来支撑这样的观点。且早期接受根治性手术切除的肺癌患者（癌前病变、原位癌、微浸润等），其术后可以达到肺癌临床根治的效果，且术后免疫力的恢复也与常人无明显差别，因此如果有意向接种新型冠状病毒疫苗，可根据其主管医生评估后再决定是否要接种。

（赵　昕）

肺部手术后的食补

一、开刀伤元气，怎么回事

俗话说，开刀伤元气，很多患者切了肺后从中医的角度认为自己“元气大伤”，出院回家休养就会有特别要好好补补的想法。

那么中医讲的元气是什么呢？普遍来讲中医所说的“元气”是指全身的气血和精神。说白了气血不足就是指一个人气血虚精神头不好。很多患者就踏入了几个食补的误区：

误区一：食补最安全；误区二：食补就是吃好的；误区三：吃哪儿补哪儿。

食补就真的没有不良反应吗？海参、鲍鱼、人参、燕窝等大鱼大肉能不能多吃？切了肺喝肺头汤才最补吗？

日常我们吃的食物也不是没有“不良反应”的。大鱼大肉吃得过多，血脂升高会诱发很多心脑血管疾病。饮食过于油腻不利于消化，会出现恶心发酸等消化不良的症状。人参是补气养血的良品，可是参汤不控制好摄入量会上火，出现痤疮、流鼻血、口干舌燥、口腔溃疡，痰液增多、咳嗽咳痰等问题。肺头汤通常会因为肺的不易清洗的特点营养价值远不及它的副作用。

二、肺部手术前后如何选择合理饮食

肺部手术前后建议饮食合理搭配，均衡营养，可进食富含维生素的瓜果蔬菜，富含蛋白质的鸡蛋、牛奶、瘦肉，加上富含纤维素的多种谷物。多样合理的饮食搭配满足身体的需要即可。不建议食用过于油腻上火的食物及刺激性饮食。同时糖尿病患者要注意血糖的控制，不适合食用含糖高的水果及淀粉类食物，可选择含糖低的黄瓜、西红柿、芹菜等，也可选择煮鸡蛋、豆腐及其他豆制品，搭配粗粮如玉米、小米和各种豆类等，既可以控制血糖，也可以保证肌体正常的营养摄入。血脂高的患者则要注意减少食用过于油腻的猪肉，脂肪含量较高的动物内脏类食物，可以食用脂肪含量较少的牛肉、羊肉及鸡肉。

三、手术前后饮食特殊注意事项

术前一天晚 9 点开始禁食，晚 12 点开始禁水，直至开始手术。手术结束后 6h 禁食禁水，6h 后可先试饮水，无饮水呛咳，可进食正常易消化饮食，如粥、面片汤等。然后第二餐可进正常饮食，建议粗纤维富含维生素饮食及高蛋白饮食。患者术后胃肠功能恢复，大便正常后，可选择高维生素高蛋白随意饮食。如果术后引流液体较多的患者，建议补充高蛋白食物，如鸡蛋、红肉、鱼、虾等。以补充蛋白质的流失。

只要合理的饮食，规律的作息，适度的锻炼，手术后的肺组织就会很快代偿。手术后气短无力的症状很快就好转了！

（刘　锦）

关于手术后疼痛和切口问题

一、术后莫名其妙的肩膀痛

手术中术者站在患者的双腿之间，方便经过剑突下到达胸骨后间隙（图 52），对前纵隔区域内的操作非常

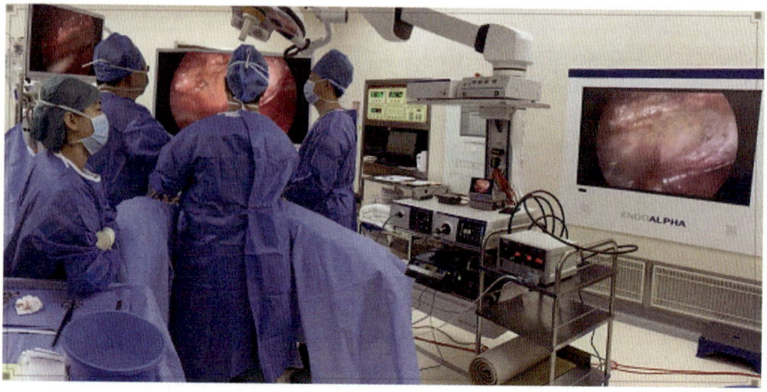

图 52　行剑突下入路胸腺扩大切除术示意

方便，这种体位术后患者没有明显的不适，术后舒适度相对较高。

但是对于肺癌、食管癌患者来说，手术的体位就变成了侧卧位，无论是单孔、还是多孔手术，入路都要经过肋间。

这个体位需要患者侧卧位（图 53 和图 54），并且保持上肢前伸，前面我们也提到过，患者体位摆放是在完全麻醉后进行的，此时患者因为肌松药的原因，肌肉的张力非常弱，因此体位的摆放会对关节、韧带、肌肉造成一定程度上的牵拉，尽管这些牵拉是在安全范围之内完成的，但一部分患者在术后会感觉患侧肩膀、上臂酸痛不适。这个症状一般持续 2～3 天，绝大部分会在术后 1 周之内消失，对于不能耐受的患者，也可以通过热敷或外敷药物的方式进行缓解。

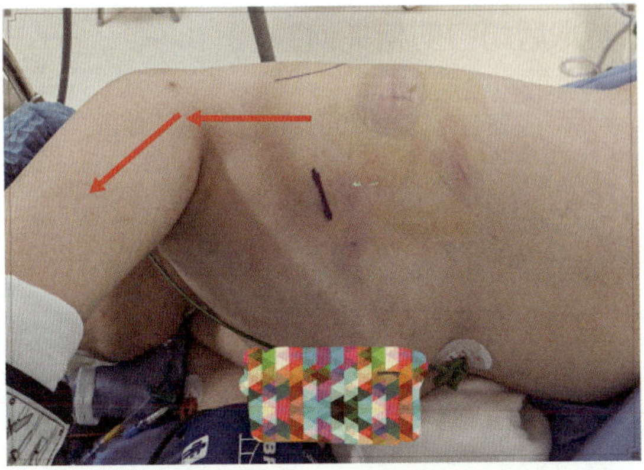

图 53　左肺癌患者单孔胸腔镜手术体位示意

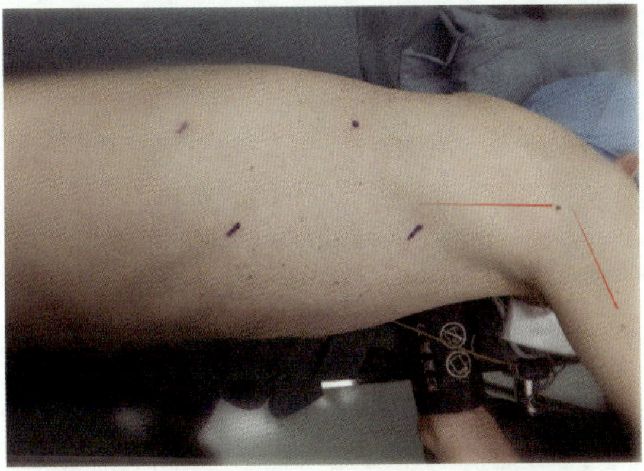

图 54　食管癌腔镜三切口胸部操作体位示意

看过上面的分析，您明白术后肩膀酸胀不适的原因了吗？所以，如果患者朋友在术后出现患侧肩膀、上臂的酸胀不适请您不要担心，这是一个完全可逆的症状，我们的医护团队会帮助您尽快恢复起来的哦。

二、术后切口的相关问题

宣武医院胸外科全面开展“单孔”胸腔镜下肺叶、肺段、肺楔形等各类胸部微创手术（图 55），手术切口长度约 3～4cm，术后缝合采取可吸收线逐层间断缝合，皮下连续美容缝合方式。这种缝合方式具有患者术后恢复快，切口瘢痕小、美观的特点，也免去患者因拆线反复就诊的困扰。

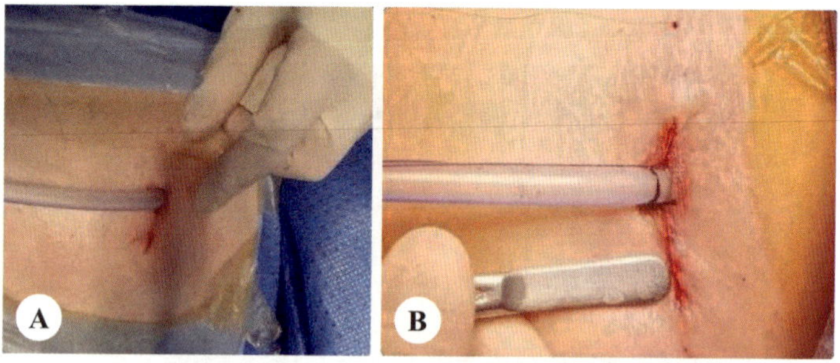

图 55　“单孔”胸腔镜下微创手术切口示意

但是在患者术后出院恢复的过程当中，经常会有一些疑问，甚至产生一些误解，那么，我们下面就来聊聊关于术后切口的几个问题。

问： 术后切口需要拆线吗？

答： 手术切口我们采用可吸收线皮内缝合以减少瘢痕，通常皮内缝合切口不需要拆线。单孔胸腔镜手术引流管从切口引出，故在拔管后常常需要局部缝合一针增加切口张力（图 56），促进早日愈合，这根线一般在术中已经预留，免去术后缝合的疼痛。在拔管后 2 周拆除即可。

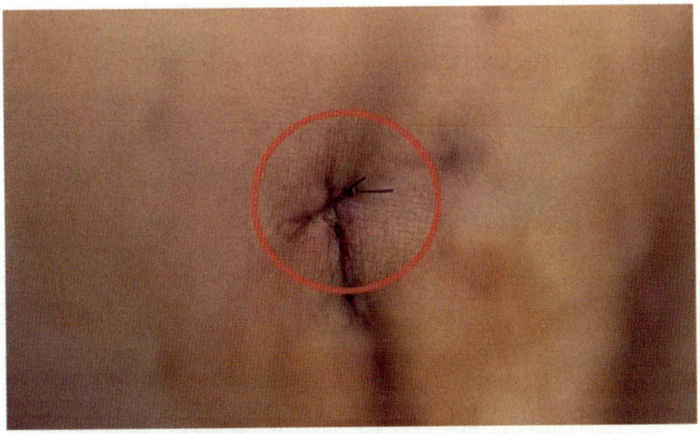

图 56　拔除引流管以后局部打结拉紧切口

问：切口会感染吗？

答：从专业角度上看，肺癌、食管癌手术切口属于Ⅱ类切口，有一定感染概率，但在临床工作中，肺癌胸腔镜手术切口感染的患者几乎见不到，这与严格的无菌管理、术中切口保护套的应用，以及标准化的切口缝合技术有着密切关系。出院患者 3 日左右换 1 次药，酒精或碘伏棉球切口表面消毒，无菌纱布覆盖即可，不建议使用通气性差的敷贴覆盖切口。

问：切口原引流管位置愈合延迟怎么办？

答： 胸腔引流管一般在术后48h内拔除，个别患者拔管时间延长，在这一过程中引流管会对切口局部的组织产生压迫，影响局部肉芽及新生毛细血管的生成，因此会出现原来置管部位的愈合延迟（图57）。个别患者在拆除局部缝线后出现切口局部皮肤裂开，局部皮肤皮下组织失活，有少量分泌物的现象。有的患者担心切口出现感染，甚至在其他医疗机构将切口局部拆开清创（图58），这些做法完全没有必要，对于这样的切口，只需要间断换药、保持切口干燥即可（图59）。极少数患者因皮下脂肪丰富或对可吸收线头反应太大导致迁延不愈，可行局部清创重新缝合。所以，当您遇到这样的问题请您及时与主诊医生沟通。

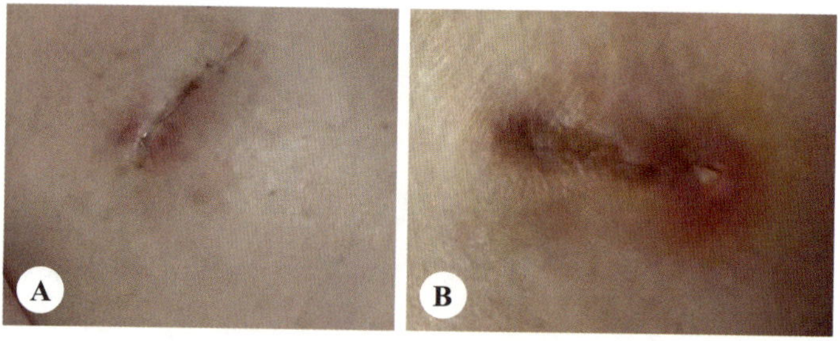

图57　切口一端原引流管位置愈合延迟，局部组织失活发白，并非感染

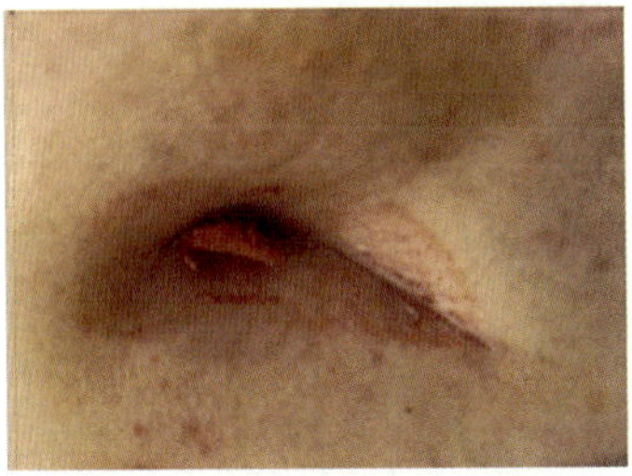

图 58　非专业换药拆开局部皮下缝线，渗出新鲜血液，无感染存在

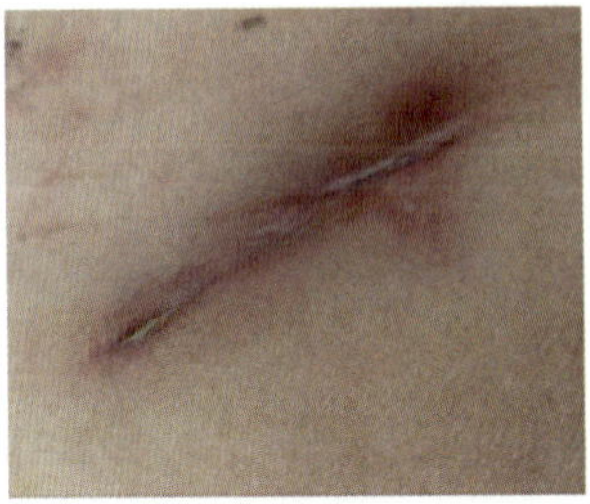

图 59　间断换药，保持干燥，切口顺利愈合

问：切口疼痛怎么办？

答：每个人疼痛的程度、持续时间有明显的个体化差异。大部分患者出院后伤口静卧时无痛感，咳嗽、活动时仍然会有轻微痛感，部分患者可能需要服用镇痛药。可以说疼痛与切口的大小关系明显，胸外科全单孔胸腔镜手术，手术切口 3～4cm，对于胸部微创手术来说已经近乎极限，患者的术后舒适度满意，特别是剑突下入路手术后患者几乎没有切口疼痛的主诉，感受良好。

问：切口部位不平坦、里面很硬怎么办？

答：手术切口分层缝合，力求重新构建恢复原有结构，切口愈合需要历经渗出期、增生期、成熟期，早期缝线也会对肌肉产生牵拉，局部常伴有水肿，从而导致切口部位不够平坦和柔软，但随着时间的推移，切口部位会逐渐恢复平坦和柔软。不需要特殊处理。

（张培龙　刘幸生）

如何呵护你娇弱的肺

肺位于胸腔，左右各一，于心之上，覆盖其他脏器，因肺叶娇嫩，不耐寒热，易被邪气侵袭，故得“娇脏”之称。而且大气污染、烟草在口均伤之于肺，故如何防护尤为关键！

一、预防大气污染

古语有言，肺主一身之气，司呼吸、主皮毛、开窍于鼻。研究表明，颗粒物质及气体污染是肺部疾病的诱发因素之一。这些有害物质首先被吸入鼻腔，流向咽部，经过喉头，于气管及支气管到达肺泡，进行气体交换，长此以往，有害物质停积在肺，疾病随之而来。为有效预防大气污染，我们可以采取以下措施。

- 如遇污染天气，减少外出，切断颗粒物质直接进入人体的途径。在外出期间，规范佩戴 3M 口罩，有效阻断飘尘进入人体的数量。呼吸时，尽量用鼻呼吸，其鼻毛可阻挡有害物质进入呼吸道，减少对肺部的伤害。

- 植物是空气天然的过滤器，在家中可以种植花草，植物不仅可以通过光合作用释放氧气，还可以吸收空气中的有害气体，如种植吊兰、绿萝、常青藤等，既能陶冶情操，愉悦心情，又利于呼吸，助于养肺。

二、远离一手烟和二手烟

烟草中至少含 69 种致癌物质，是引发肺癌的主要因素。因此“戒烟”为上上策。为帮助吸烟者，医院开设戒烟门诊。还有调查研究显示，针灸疗法、意志加运动疗法均可提高戒烟成功率，降低复吸率。此外，建议多晒太阳，维生素 D 可修复吸烟引起的肺损伤。戒烟之路虽“路漫漫其修远”，但终将“功夫终不负有心人”。

“尘痹肺络，积损伤正”。尘肺病是我国最为主要的职业病，同时病因明确，可防可控。其患者多为采煤工人、粉碎工人、岩凿工人、打磨工人等。上述人群在工作时应加强个人防护，规范佩戴防尘口罩，处于空气流通的工作环境，定时除尘，尽量湿式作业，定期体检，一经确诊，尽早治疗。

肺又被称为人体的宰相，掌管着生命的气机运行。

总之，养护肺部与治疗疾病同等重要，肺之健康，则人体舒畅，让我们一起保护“娇脏”，注重健康！

（郭　鹏）

秋天养好肺，冬季少生病

秋天来了，天气逐渐变凉，随着冷空气的到来，也使感冒和肺炎的发生率增加。肺脏是人体非常重要的器官，肺的主要功能是与外界进行气体交换，通过其外呼吸功能不断给机体提供氧气，排出二氧化碳，以维持机体血气平衡和内环境稳定，所以肺部的保养非常重要。那么为了冬季少生病，该如何保养肺部呢？我们从以下几个方面聊一聊肺部养护。

一、饮食养护

秋冬季空气干燥，要注意每日多饮水，保持肺脏与呼吸道的正常湿润度。肺在中医里属于白色的脏器，特别喜欢白色的食物，白色食物润肺清肺效果较好，如白萝卜、白菜、莲藕、雪梨、甘蔗、荸荠、杏仁、百合、山药、莲子、芡实等，这些都是对肺脏有益的食物。读者可以按照个人体质、肠胃功能，合理饮食。其他颜色的食物，如木耳、番茄、胡萝卜等也都对肺脏有益。

肺脏与外界相通，并且比较娇嫩，易受寒热等外界因素侵犯而发病，而秋季以“燥”为主，容易多肺病，故秋宜养肺。

（一）常见养肺食物简介

木耳：营养丰富，含有多种活性物质，据《本草纲目》记载木耳“益气不饥，轻身强志”“清肺润肺”“利五脏，排毒气”，对肺部的外来纤维及粉尘具有排出体外的作用，被称为“呼吸道和胃肠道的清洁工”。

山药：含有较多的皂苷、黏液蛋白、多种维生素和微量元素，有滋养肺气、养阴润肺、益肺止咳的作用。

百合：色泽洁白，清香醇甜，是药食兼优的滋补品，尤其是新鲜百合食疗效果更佳，有养阴润肺，清心安神的作用。

白萝卜：《本草纲目》对萝卜称赞有加，称为“蔬中最有益者”，白萝卜能消食、健脾、顺气，养肺护肺，同时也可以滋养咽喉，清热、消喘、止咳。白萝卜生性寒凉，脾虚患者不宜多食。

莲藕：莲藕的营养价值高，营养成分多样，具有滋阴润肺，开胃清热的作用，能够清肺润肺。中医上讲白色入肺，所以秋冬季多食白色食物。

番茄：又名西红柿，营养丰富，特别是维生素及钙、磷、铁的含量较高，据英国专家最新发现，每星期吃番茄达到 3 次以上可以有效预防呼吸系统疾病，保护双肺免受细菌感染。

胡萝卜：含有大量胡萝卜素，胡萝卜素在体内可以分解成维生素 A，它可以影响多个系统的黏膜细胞生物合成，如果呼吸系统的气管黏膜缺乏维生素，黏膜上皮组织就会发生改变导致功能异常，易引发气管炎、肺炎等疾病，所以坚持吃胡萝卜对肺能起到保护作用。

梨：李时珍的《本草纲目》中记录，“梨能润肺凉心、消痰降火”，所以梨是清肺止咳的首选。

洋葱：堪称护肺“功臣”，洋葱含有 3 种天然抗炎物质，能松弛气道炎症刺激引起的支气管肌肉痉挛，有效预防哮喘。此外，洋葱中含有多种化合物可抑制癌细胞生长，对预防肺癌也有一定裨益。

（二）几道简单的养肺食谱

莲子百合煲：莲子、百合各 30g，清水浸泡 30min，精瘦肉 200g 洗净，用开水焯一下捞出。锅内重新放入清水，将莲子、百合、精瘦肉一同入锅，加水煲熟。有清润肺燥、止咳消炎的作用。适用于慢性支气管炎患者。

滋润双耳粥：银耳、木耳各适量，大米 1 杯，冰糖适量。银耳、木耳用温水泡发，去除杂质并洗净后放入碗内备用，大米淘洗干净。将银耳、木耳与大米、冰糖、水一同放入锅中煮成粥即可。银耳和木耳都具有清肺润肺的功效，适用于肺部疾病的患者。

百合杏仁粥：百合1大匙，杏仁2小匙，赤小豆半杯，白糖少许。赤小豆洗净加水放入锅中，用大火煮沸，再转成小火煮至半熟，将百合、杏仁、白糖加入锅中，煮至粥熟即可。百合、杏仁与具有清热利湿作用的赤小豆搭配煮粥，可润肺止咳、除痰利湿，适用于咳嗽气喘、痰多等患者。

尤其是秋冬时节，天气干燥寒冷，肺部容易受到侵袭，此时更应该多食用补肺润燥的食物，给自己的肺穿上滋润温暖的“外衣”，快让这些护肺“食”者来帮您吧！

二、运动养护

合理运动对肺的养护有很大的好处，每天坚持运动锻炼，增强体质，提高身体抵抗力。例如，步行、慢跑、打太极拳、跳健美操、做广播体操、游泳等。早上空气新鲜，建议在早上散步或锻炼身体，可配合深呼吸动作（图60）、扩胸运动。秋日清晨气温低，应根据户外的气温变化增减衣服，锻炼时应待身体发热后方可脱下过多的衣物，锻炼后切忌穿汗湿的衣服在冷风中逗留，以防着凉。相比炎热的夏季，秋季则凉爽许多，我们在运动

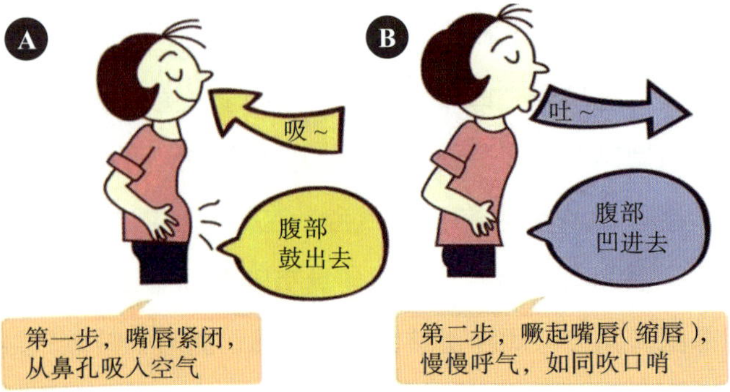

图 60　深呼吸动作示意

后出汗量也会减少。但是秋天干燥，皮肤失水变多，加上运动本身排汗，秋季运动补水可不能少。

日常生活中保持心情舒畅，经常开怀大笑有助于清理呼吸道，使呼吸通畅。注意戒烟或减少吸烟，避免吸入粉尘。尽量选择天气晴朗、没有雾霾的天气外出，必要时佩戴口罩，注意休息。保持居住环境卫生，勤开窗通风，定期体检。

三、穴位按摩

中医的一些穴位按摩对于肺部养护也有益处，常用的有以下几个方法。

搓鼻法：将两拇指外侧互相摩擦，有热感后，用拇指外侧沿鼻梁、鼻翼两侧上下按摩 30 次，然后按摩鼻翼两侧的迎香穴（位于鼻唇沟内，横平鼻翼外缘中点）15～30次，每日1～2遍，可增强鼻的耐寒能力，亦可治疗伤风、鼻塞不通。

捶背端坐法：腰背自然直立，双目微闭，放松，两手握拳，反捶脊背中央及两侧，各捶3～5遍。捶背时要闭气不息。同时，叩齿3～10次，并缓缓吞咽津液数次。捶背时要从下向上，再从上到下，沿背捶打，这种方法可以畅胸中之气，通脊背经脉，预防感冒。同时，有健肺养肺之功效。

摩颈法：上身端直，坐立均可，仰头，颈部伸直，用手沿咽喉部向下按摩，直至胸部。双手交替按摩20次为1遍，可连续做2～3遍。注意按摩时拇指与其他四指分开，虎口对住咽喉部，自颏下向下按搓，可适当用力。这种方法可以利咽喉，止咳化痰。

相信大家已经学会了如何保养我们的肺部。还等什么，让我们一起保养好我们的肺部吧！

运动护肺，从我做起

一提到肺部养生，大多数人都在询问我该吃点什么，该喝点什么？很少有人问我能做些什么对我的肺部好。

其实对于肺康复来说呼吸功能锻炼甚至比饮食更重要。今天就让我为大家介绍一套呼吸功能锻炼操，如能从头练到尾，会对肺部保健十分有利。

第一步：放松呼吸训练

取舒适的坐位，身体前倾，双臂支撑在大腿的上方，平静放松呼吸，维持30s。

第二步：缩唇式呼吸训练

- 从鼻孔吸入空气，此时将嘴唇紧闭，一边紧闭，心中一边默念1、2、3，然后开始呼气。
- 像吹口哨一样将嘴唇缩拢，深长而缓慢地呼气，并以相同的速度从1数到5。
- 重复3～5次。

第三步：腹式呼吸训练

- 取仰卧位，两膝半屈，使腹部肌肉放松。双手放于腹部，感受腹部的起伏。
- 用鼻孔吸气。吸气时，有意识地向外扩张腹部直至最大限度，但胸部需要保持不动。
- 用嘴呼气。此时，向内收缩腹部直至最大限度，胸部仍然保持不动。
- 重复5～8次。

第四步：头颈协调呼吸训练

- 在坐位的姿态下，双脚与肩同宽，双手叉腰。

- 此时，仰头吸气，头部需要尽量往后仰，低头呼气，下颌尽量贴向胸骨。然后头部侧偏，偏头吸气，头部尽量贴向肩，回头，呼气。
- 重复5～8次。

第五步：肩部外展呼吸训练

- 在站位下，双脚与肩同宽。
- 肘部伸直抬至与肩同一高度，向外做扩胸运动到180°。
- 扩胸时，要用力吸气直至饱和状态，呼气时，双臂回正。
- 重复5～8次。

第六步：蝴蝶式呼吸训练

- 将双手交叉放在后脑勺，低头弯腰，双臂尽量贴近脸颊，躯干处于放松状态。
- 缓慢吸气，吸气过程中头后仰，脊柱逐渐伸直，双臂尽量往后上展开，随后缓慢呼气，回到起始位。
- 重复5～8次。

第七步：转体呼吸训练

- 在站立状态下，双手交叉搭肩，使上肢与肩处于同一高度，进行两侧旋转，先右侧后左侧，旋转时配合吸气，转回时配合呼气。
- 重复5～8次。

第八步：侧屈呼吸训练

- 在站立状态下，双脚与肩同宽，双手平举。
- 分别向两侧做侧屈运动，先右侧后左侧，侧屈时配合吸气，回正时配合呼气。
- 重复5～8次。

除此之外，适度运动也是养肺护肺的重要途径。中医常说“正气存内，邪不可干”，适当的运动锻炼可提高人体自身免疫力，抵御疾病侵袭。尤其是有氧运动能加强人体呼吸和血液轮回功能，使人的肺活量及心脏膨胀力增大。但是，提倡适当的运动应特别注意不要过度运动，一早一晚避免受凉，宜选择运动量较小或适中的运动方式，如散步、慢跑、太极拳、游泳等；空气质量不佳的天气里应减少户外活动与运动。

在活动的过程中，要格外注意活动量不要一下增大，如果运动剧烈或突然增大运动量，很有可能造成无法耐受。所以在运动过程中应该循序渐进，适度增加运动量。

练习呼吸功能锻炼时请您根据自身情况量力而行，注意安全！为了肺部健康，请您和我们一起运动起来吧。

（刘雪琪）

胸外科术后的常见问题

随着胸部 CT 的普及和微创外科的发展。越来越多的患者接受肺部手术治疗。同时，术后身体技能的变化，会使得患者产生不适感甚至不安及焦虑。为此，我们总结国内外部分大的医疗中心及我科自己的经验。对出院患者的一些常见问题作以解答。

问：回家后伤口疼痛怎么办?

答：通常我们会给出院患者带一些如氨酚羟考酮片（泰勒宁）之类的镇痛药物，按剂量服用没有成瘾性，疼痛时口服，每天不超过 4 次。如果镇痛药不能缓解疼痛且严重影响生活，则需到医院就诊。另外，服用镇痛药物期间不要开车和饮酒。当切口开始愈合，疼痛会减少，镇痛药物的用量也会随之减少。轻度疼痛使用对乙酰氨基酚可缓解。另外，镇痛药可能会损伤肝脏，并造成便秘。

问：如何处理手术伤口?

答：手术切口：大多数切口采用可吸收缝线皮内缝合，无须拆线。回家后要注意是否有液体从切口流出，另外3日左右换药1次。

引流管口：有时候，引流管口的愈合要差于其他切口。如果有液体渗出，需及时更换干净的纱布，直到没有渗出。如果上述情况持续发生，则需要与手术医生联系。一般引流管口的缝线要2周左右拆线。

问：手术后应该吃什么？

答：肺部手术后没有忌口。没有证据表明肺癌的发生与复发和食物相关。但考虑术后免疫力下降，建议吃蛋白质丰富的食物，避免辛辣刺激的饮食。总之，蛋白质、水果蔬菜和谷物等的科学搭配，保证各项营养的均衡摄入，有助于术后康复。

问：如何恢复锻炼？

答：每天适当锻炼30min，如散步、快走等。同时在家中进行咳嗽和深呼吸的练习。每天饮食量要保证，这样可以保持痰液稀薄易咳出。北方的冬天干燥，卧室内可使用加湿器。另外尽量避免与感冒患者接触，坚决戒烟。吸烟有害健康，也不利于术后恢复。避免接触厨房油烟。在公共场所建议佩戴口罩。

问：术后可以坐飞机吗？

答：其实大多数情况下，胸腔镜手术后1个月，一般情况稳定，可以乘坐飞机。但是仍然建议避免长途飞行。乘飞机前尽量与手术大夫详细咨询，正确评估自身状况。

问：什么时候可以回去工作？

答：重返工作岗位取决于工作性质，以及手术的类型。胸腔镜楔形切除术后2周可以重返工作。而大部分肺叶切除的患者，在术后1个月可恢复工作。术后3～4周在门诊复查时，主诊医生会根据患者的具体情况做出指导。

问：什么时候开始做剧烈运动？

答：最好的运动方式是步行，慢跑等有氧运动。而激烈对抗性运动，除非医生同意，不建议术后很快开始。谨记需要一段时间才能回到以前的活动水平，这是循序渐进的过程。扩胸运动也是我们比较建议的运动形式。

问：术后心理如何调节？

答：经历胸外科大手术后，很多患者会心情沮丧。首选是向家人和朋友谈论感受，他们会提供帮助。其次，医生和护士也会指导患者。另外，可以向心理咨询服务机构寻求帮助。最后，患者之间也有互助的微信群，互相鼓励和支持。

问：出现哪些情况要及时就医？

答：出现下列情况要及时就医，①忽然出现或加重的呼吸急促；②胸部、颈部及头面部肿胀；③声音改变；④心率明显加快，休息后不能好转；⑤体温超过38.5℃；⑥镇痛药物治疗效果不佳；⑦切口肿胀或明显发红以及排出浓稠黄色液体；⑧其他使您感到担心的身体变化和症状。

在这里，我们祝愿每一位出院患者都能顺利康复！

（李元博）